Dr. Petra Altmann

HEILFASTEN
nach der Klostermethode

Seelische Klarheit und körperliches Gleichgewicht mit dem
großen Wissenfundus der Klöster

Mit einem Beitrag von
Pater Dr. Anselm Grün OSB

südwest

Inhalt

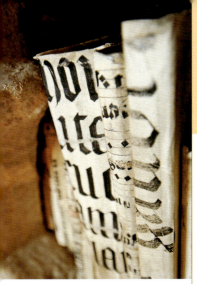

Seit je wird in Klöstern das Wissen um eine gesunde Ernährung und den wohltuenden Wechsel zwischen Essen und Fasten gewahrt.

Tradition des Fastens in den Klöstern   4

Klösterliches Heilfasten – auch heute noch?   6

Was bedeutet Fasten nach der Klostermethode?   7
Tradition des Fastens in den Religionen   7
Die Fastenregel des Hl. Benedikt – auch auf unsere Zeit übertragbar   9
Zur rechten Zeit essen, zur rechten Zeit fasten   10

Von den mittelalterlichen Mönchen lernen   12
Bedeutung des klösterlichen Umfelds   12
Der klösterliche Tagesrhythmus   14
Die klösterliche Stille   16

Die richtige Einstellung zum Fasten   18

Einen Neuanfang wagen   19
Der Zweck des Heilfastens – ganzheitlich »entschlacken«   19
Heilfasten – der Start zur dauerhaften Gewichtsabnahme?   22
Klarheit finden   25
Alleine oder in der Gruppe?   26

Vor dem Fasten – die Einstimmung   28

Der passende Zeitpunkt   29
Der Kopf muss frei sein   29
Welche Jahreszeit ist günstig?   31

Bevor es richtig losgeht   33
Innere Vorbereitung   33
Äußere Vorbereitung   35

Das Kloster – idealer Fastenort   36
Das Zuhause als klösterlicher Ort?   36

Fasten nach der Klostermethode ist der Einstieg in eine langfristige gesunde Ernährungsweise.

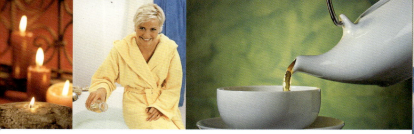

Der Beginn des Fastens   38

Essverhalten vor den Heilfastentagen   39

Entlastungstag vor dem Fasten   40

Auch innerlich »entschlacken«   43

Die Darmreinigung   44

F.X. Passage   44

Glaubersalz   44

Einlauf   45

Die Fastenwoche   46

Eine gute Vorbereitung ist das A und O   47

Ablauf der sechs Heilfastentage   47

Fastenkrisen in den Griff bekommen   60

Was gut tut und was belastet   60

Wenn Hunger, Kopfschmerzen und schlechte Laune kommen   61

Entlastung von Körper, Geist und Seele   65

Nach dem Fasten   68

Fastenbrechen und Aufbautage   69

Ablauf der drei Aufbautage   71

Klösterliches Heilfasten im Alltag   74

Maßhalten   75

Kontemplation und Bewegung   76

Der Abendspaziergang   77

Ausgewogene Ernährung nach den Heilfastentagen   78

Beständigkeit   80

Lebensrhythmus   81

Rezepte, Übungen und Anwendungen   82

Der Dinkel-Entlastungstag   83

Die Fastenwoche   85

Die Aufbautage   88

Übungen   89

Anwendungen   92

Register   95

Impressum und Bildnachweis   96

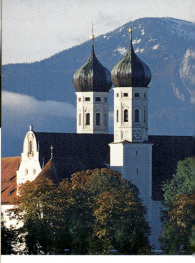

Ob zu Hause oder in einem Kloster: Heilfasten ist eine Zeit der Ruhe, der Besinnung, des Rückzugs auf sich selbst und seine inneren Ressourcen. Dabei schöpfen Körper, Geist und Seele neue Kraft.

Tradition des Fastens in den Klöstern

Die frühen Mönche des vierten Jahrhunderts waren Meister im Fasten. Viele fasteten die ganze Woche und aßen nur am Samstag und Sonntag. Andere beschränkten sich auf eine Mahlzeit am Abend. Fasten war für sie ein Weg der Askese. Sie wollten sich durch Fasten innerlich und äußerlich reinigen, damit Gottes Geist den Leib ganz und gar durchdringe. Manche Mönche übertrieben mit ihrem Fasten; sie wetteiferten, wer länger fasten konnte. Der Hl. Augustinus setzt sich von diesem Fastenwettkampf ab. Er betont, dass das Fasten kein Wüten gegen den Körper sein dürfe. Vielmehr sollten wir im Fasten gut mit unserem Leib umgehen, denn er sei zur Auferstehung bestimmt.

Mit Leib und Seele

Der Hl. Benedikt, der mit seiner Regel das Leben der Benediktinerklöster bis in unsere Zeit hinein prägt, hat diese positive Sicht des Hl. Augustinus aufgegriffen. In seinem Kapitel über die Fastenzeit fügt er das Fasten in die Vorbereitung auf Ostern ein. Fasten hat als Ziel die Auferstehung: Es soll uns daran erinnern, dass wir mit Leib und Seele auferstehen werden. Daher sollen wir gut mit unserem Leib umgehen. Und das Fasten soll uns jedes Jahr neu auf Ostern, auf die innere Erneuerung durch den Geist Jesu Christi, vorbereiten. Die Grundhaltung der Fastenzeit leuchtet in der Mahnung Benedikts auf: »Mit geistlicher Sehnsucht und Freude erwarte er [der Mönch] das heilige Osterfest.« (Die Regel des Hl. Benedikt, Kap. 49, 7) Das Fasten soll den Mönch geistlich erneuern. Der Mönch soll in der Fastenzeit das äußere Fasten als Teil nehmen, um die innere Lauterkeit einzuüben. Das Fasten soll Körper und Geist reinigen. Daher verbindet Benedikt das körperliche Fasten mit dem geistigen. Der

> Im Fasten sollen wir ausdrücken, dass unser Leib jetzt schon die Herrlichkeit Gottes widerspiegele. Durch Fasten soll er durchlässig werden für den Glanz göttlicher Schönheit und Klarheit.

Verzicht auf Essen und Trinken soll deshalb einhergehen mit dem Verzicht auf Reden über andere. Fastend soll der Mönch bemüht sein »um das Gebet unter Tränen, um die Lesung, die Reue des Herzens und um Verzicht« (Die Regel des Hl. Benedikt, Kap. 49, 4). Die Fastenzeit ist eine Einübung in die innere Freiheit.

Fasten als Übungsweg

Das Fasten hat also ein Ziel: Es soll den Menschen für den Geist Gottes öffnen, damit Gottes Geist das Denken und Fühlen bestimme, aber auch den Leib durchdringe, damit der Leib Gottes Herrlichkeit widerspiegele. Für Benedikt braucht das Fasten die Grundhaltung der Sehnsucht und der Freude. Sonst wird es leicht zu einem Wüten gegen sich selbst oder gar zu einer Selbstbestrafung, weil man sich ärgert, zu viel gegessen zu haben. Benedikt beschränkt jedoch das Fasten nicht auf die Fastenzeit. Von Pfingsten an sollen die Mönche jeden Mittwoch und Freitag fasten. Fasten heißt hier, dass die Mönche erst zur neunten Stunde essen, d.h. drei Uhr nachmittags. Bis dahin sollen sie fasten. Vom 13. September bis zur Fastenzeit gilt diese Regelung sogar für alle Tage, außer für den Sonntag. In der Fastenzeit fastete man den ganzen Tag. Die einzige Mahlzeit fand am Abend statt. Das ganze Jahr über wurde also immer wieder gefastet. Allerdings war das kein vollständiger Verzicht auf das Essen, sondern nur ein Warten bis zum Nachmittag bzw. Abend. Fasten war also ein beständiger Übungsweg. Benedikt warnt die Mönche vor Unmäßigkeit. Als Begründung gibt er das Wort Jesu an: »Nehmt euch in Acht, dass nicht Unmäßigkeit euer Herz belaste.« (Die Regel des Hl. Benedikt, Kap. 39, 9; Lukas, Kap. 21, 34) Wenn das Herz beschwert wird, verschließt es sich gegenüber Gott. Das Ziel des Fastens ist für Benedikt, der Seele die innere Leichtigkeit und Freiheit zu ermöglichen und sich für Gottes heiligen und heilenden Geist zu öffnen.

Anselm Grün

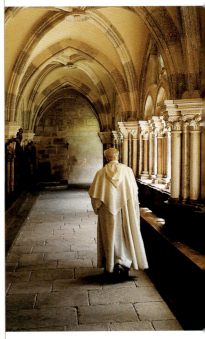

»Die Fastenzeit ist eine Zeit der Reinigung von Leib und Seele, damit Gott immer mehr einziehen kann in das Herz des Menschen.«
Pater Dr. Anselm Grün OSB

Klösterliches Heilfasten – auch heute noch?

In den Klöstern ist das Fasten ein traditioneller Bestandteil des Jahreslaufs. Die frühen Ordensleute bereiteten sich durch die Nahrungsreduktion zum Beispiel auf hohe Kirchenfeste wie Weihnachten oder Ostern vor. Dies wird in vielen Klöstern auch heute noch praktiziert. Wesentlich – neben dem Verzicht auf feste Nahrung – ist dabei der spirituelle Aspekt. Das Fasten ist immer verbunden mit Meditation, Gebet und häufig auch mit Schweigen.

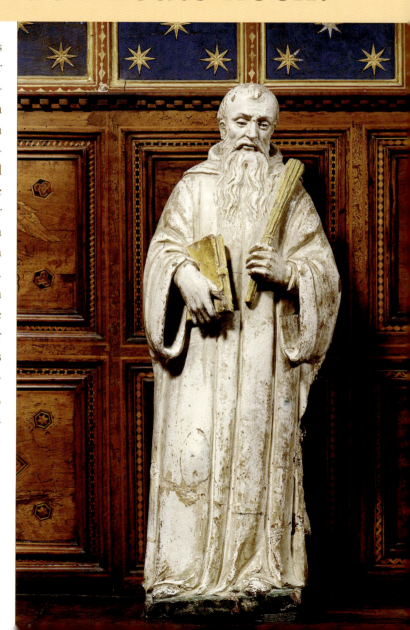

Was bedeutet Fasten nach der Klostermethode?

Bei oberflächlicher Betrachtung mag man glauben, es handele sich um eine rückwärts gewandte, antiquierte Art des Abspeckens. Ein alt-christliches Fitnessprogramm sozusagen.

Wer sich jedoch ein wenig intensiver mit der klösterlichen Tradition des Fastens beschäftigt, merkt sehr rasch, dass es sich hierbei um eine über Jahrhunderte erprobte und bewährte Methode handelt, Körper, Geist und Seele einer Reinigung zu unterziehen. Neben der Reinigung ist ein weiteres Element beim klösterlichen Fasten wichtig: sich auf etwas Neues vorzubereiten. Für die Ordensleute sind das z. B. die hohen kirchlichen Feste, für Menschen außerhalb der Klostermauern können es vergleichbar wichtige Ereignisse sein, bei denen man sich auf etwas Neues einstellen muss. Ein Neuanfang nach einer besonders schwierigen Lebensphase beispielsweise, ein neuer Job oder eine neue Beziehung. Heilfasten nach der Klostermethode umfasst also innere und äußere Erneuerung – gewissermaßen schlank werden an Leib und Seele.

Fasten kann auch eine gute Vorbereitung für einen Neuanfang im Alltag sein – im Job beispielsweise oder in einer Beziehung.

Tradition des Fastens in den Religionen

Fasten spielt in den unterschiedlichsten Religionen eine Rolle, nicht nur im Christentum. Im Hinduismus z. B. bekundet man seine Gottesverehrung durch besondere Formen der Askese, darunter auch das Fasten. Denken Sie nur an Mahatma Gandhi, der sich in schwierigen Situationen zum Fasten zurückzog und dadurch sogar politischen Druck ausübte. Auch für Buddha war das Fasten Bestandteil der Askese, die zum Weg der Erleuchtung führte. Und Mohammed fastete, bevor ihm der Koran offenbart wurde.

In unserem Kulturkreis spielte das Fasten schon in vorchristlicher Zeit eine bedeutende Rolle. In der Bibel lesen wir, dass Moses etwa in der Mitte des 13. vorchristlichen Jahrhunderts 40 Tage und Nächte in der Wüste Sinai fastete, bevor ihm Gott die Zehn Gebote offenbarte. Das Fasten war die Vorbereitung auf dieses besondere Ereignis. Ein weiteres prominentes Beispiel ist Elija, der israelitische Prophet, der in der ersten Hälfte des 9. Jahrhunderts v. Chr. in die Wüste geführt wurde, um sich dort durch Fasten auf eine große Mission vorzubereiten. Auch er blieb 40 Tage, bis der Engel ihm die Botschaft brachte, dass seine Auszeit beendet sei (Buch der Könige 1, 19). Jesus selbst zog sich in die Wüste zurück, um zu büßen und sich einem inneren Reinigungsprozess zu unterziehen. So bereitete er sich auf seine öffentlichen Auftritte vor (Lukas, Kap. 4, 1–13).

Das prominenteste Beispiel dafür, dass Fasten äußeren Rückzug und innere Einkehr bedeutet, ist Jesus selbst. Auch er wählte die Wüste als Ort, um sich auf die großen Aufgaben vorzubereiten, die auf ihn warteten.

Selbstfindung und Weg zu Gott

Ab dem 3. Jahrhundert n. Chr. zogen Mönche in die Wüste, um dort durch Fasten und Beten zu sich selbst und zu Gott zu finden. Diese so genannten Altväter wollten durch ihre Askese im übertragenen Sinne mehr Licht in die Welt bringen. Dabei schien ihnen das karge Umfeld der Wüste der geeignete Platz. Dorthin konnte man sich zum Sterben zurückziehen, aber auch, um sein Leben zu erneuern. »Mein Buch ist die Natur der geschaffenen Dinge, und dieses Buch liegt immer vor mir, wenn ich mich in Gottes Wort vertiefen möchte«, beschrieb es Abbas (= Altvater) Antonius, der um 270 n. Chr. als Erster in die Wüste ging. Er war als Ratgeber sehr gefragt und soll 105 Jahre alt geworden sein. Dieses sprichwörtlich biblische Alter macht deutlich, wie gesund Fasten sein kann.

Die Wüste ist ein traditioneller Ort des Fastens. Sie symbolisiert einerseits die vollkommene Abgeschiedenheit von der restlichen Welt. Andererseits ist sie aber auch als Bild für einen Seelenzustand zu verstehen: Wenn man das Gefühl hat, alles in einem ist wüst und leer, sinnlos, dürr und vertrocknet, dann ist es Zeit, sich zurückzuziehen. Die Zahl 40, die bei der Anzahl der Fastentage in den biblischen Geschichten immer wieder vorkommt, orientiert sich wahrscheinlich an den 40 Jahren, die das jüdische Volk durch die Wüste wandern musste, ehe es in das Gelobte Land kam (Deuteronomium, Kap. 29, 4). 40 Fastentage stimmen aber auch ungefähr mit dem Zeitraum überein, den ein gesunder Mensch normalerweise ohne Nahrung überleben kann, ohne gesundheitliche Schäden davonzutragen.

Die Fastenregel des Hl. Benedikt – auch auf unsere Zeit übertragbar

Als der Hl. Benedikt im 6. Jahrhundert n. Chr. auf dem Monte Cassino die Regel für seine Mönchsbrüder niederschrieb, die auch zur Basis für andere Ordensgemeinschaften wurde, konnte er demnach auf dem Erfahrungsschatz biblischer Persönlichkeiten und der alten Mönchsväter aufbauen.

Das Fasten war für ihn dabei ein wichtiger Bestandteil der klösterlichen Lebensform, den er fest in den Jahresablauf integrierte. Zwar sollten die Mönche immer enthaltsam leben, aber Benedikt hielt es für notwendig, gewisse Perioden als besondere Fastenphasen festzulegen. Dabei wurden Fastentage oder -wochen nicht willkürlich angeordnet, sondern nach einem wohl überlegten System bestimmt. Ausschlaggebend waren dabei zum einen die hohen kirchlichen Festtage wie Weihnachten und Ostern. Diese »Feier«tage, an denen man sich besondere Speisen und Getränke gönnte, mussten sich die Mönche durch vorherige Enthaltsamkeit gewissermaßen verdienen.

Maßgebend für Benedikt bei der Festlegung der mönchischen Fastentage waren aber auch der Rhythmus der Jahreszeiten und der Umfang körperlicher Arbeit, welche die Mönche in den ver-

Auch heute noch bieten sich die traditionellen klösterlichen Fastenperioden vor hohen kirchlichen Feiertagen wie Weihnachten oder Ostern als Zeitpunkt für die eigene Heilfastenkur an.

schiedenen Monaten zu leisten hatten. Im Sommer waren die Tage länger, und körperlich meist sehr anstrengende Feldarbeit musste erledigt werden. Dazu benötigte man mehr und gehaltvollere Nahrung.

An den kürzeren Wintertagen ging man eher kontemplativen Tätigkeiten hinter den Klostermauern nach. Die Menge der Speisen konnte daher reduziert werden. Auch diese Vorgaben können wir auf unsere Zeit übertragen: Bei stärkerem körperlichem Einsatz benötigt der Körper mehr Nährstoffe, bei sitzenden Tätigkeiten entsprechend weniger.

Zur rechten Zeit essen, zur rechten Zeit fasten

Der Hl. Benedikt legte darüber hinaus für die Mönche auch ganz exakt die Anzahl und Zeiten der täglichen Mahlzeiten fest: Von Ostern bis Pfingsten und in der Weihnachtszeit wurde zweimal pro Tag gegessen. Im Sommer ebenfalls, mit Ausnahme von mittwochs und freitags. Dies waren die Fastentage der frühen Kirche, an denen es nur eine Mahlzeit gab. Die strengsten Fastentage, an denen man ausschließlich Wasser und trockenes Brot zu sich nehmen durfte, waren Karfreitag und Aschermittwoch. So halten es die Benediktinermönche im übrigen auch heute noch.

Auch von Mitte September bis kurz vor Weihnachten sowie in der Zeit nach dem Jahreswechsel bis Ostern nahm man in den Klöstern nur einmal täglich etwas zu sich. Das war in der Regel gegen 15 Uhr, in der Fastenzeit direkt vor Ostern am frühen Abend. Gab es zweimal am Tag Nahrung, fand die Hauptmahlzeit um die Mittagszeit statt – genauer gesagt zur sechsten Stunde nach Sonnenaufgang. Vor Sonnenuntergang, jedoch spätestens um 19 Uhr, gab es das Abendbrot. Es sollte so ein-

»Die sechste Stunde für die Hauptmahlzeit [= sechste Stunde nach Sonnenaufgang] wird… beibehalten, wenn die Brüder auf dem Felde arbeiten oder die Sommerhitze unerträglich ist; der Abt sorge dafür. Überhaupt regle er alles so, dass es den Brüdern zum Heil dient, und sie ohne berechtigten Grund zum Murren ihre Arbeit tun können.«
(Die Regel des Hl. Benedikt, Kap. 48, 4 und 5)

genommen werden, dass man bei Tisch kein künstliches Licht benötigte. Diese zeitliche Begrenzung basierte aber auch auf der noch heute gültigen Erkenntnis, dass man nicht mit vollem Magen zu Bett gehen sollte.

Wohltuender Rhythmus

Für Benedikt gab es wesentliche Gründe, die Mahlzeiten zu festen Zeiten einzunehmen: Das Mittagsmahl teilte den Arbeitstag in zwei etwa gleich große Blöcke. Und das Abendessen beendete ihn. Auch diese mittelalterliche Regel ergibt heute nach wie vor einen Sinn. Empfehlenswert ist auch, das Essen möglichst zur gleichen Zeit einzunehmen sowie die Beschränkung auf maximal drei Mahlzeiten pro Tag – auf jeden Fall viel sinnvoller als mehrere Snacks täglich. Denn der Körper wirft bei jeder Nahrungsaufnahme sein komplettes Verdauungsprogramm an. Und wenn dem Körper ständig Nahrung zugeführt wird, baut er nichts ab. Dann gibt es nur Nähr- und keine Zehrzeiten. Der gleichförmige Rhythmus der Mahlzeiten hat auch zur Folge, dass Sie nur zu den gewohnten Stunden Hungergefühle entwickeln und nicht zwischendurch.

Die Ordensleute setzen mit der Fastenzeit einen deutlichen Akzent im Jahreslauf.

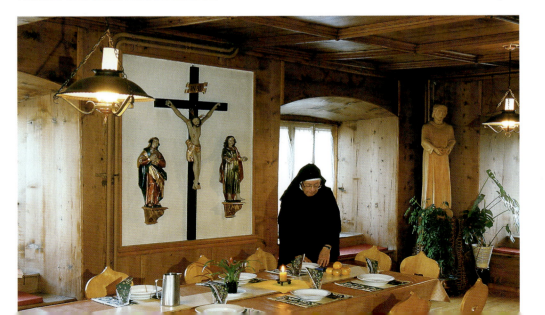

Von den mittelalterlichen Mönchen lernen

Auch wenn die Zeiten sich seit Benedikt gewandelt haben, zeigen die Beispiele aus seinen Fasten- und Essensregeln, dass diese nach wie vor Gültigkeit haben. Schließlich entsprechen sie unseren kulturellen Wurzeln und unserem Lebensraum. Man muss nur die Quintessenz herausfiltern und sie auf unseren modernen Lebensrhythmus übertragen.

Bedeutung des klösterlichen Umfelds

»Alle Fremden, die kommen, sollen aufgenommen werden wie Christus ... Allen erweise man die angemessene Ehre ... Allen Gästen begegne man bei der Begrüßung und beim Abschied in tiefer Demut.« (Die Regel des Hl. Benedikt, Kap. 53, 1, 2 und 6)

Ins Kloster gehen bedeutet auch, sich in gewisser Weise von der Welt zurückzuziehen und Abstand von der Hektik des Alltags zu gewinnen. Als Gast im Kloster können Sie dies – ohne lebenslange Verpflichtung – für ein paar Tage tun, beispielsweise für eine Heilfastenwoche.

Hinter Klostermauern sind Sie abgeschottet von den täglichen Problemen und den Anforderungen, die Familie und Beruf an Sie stellen. Wer an einen solchen Ort fährt, beschränkt sich beim Gepäck auf das Notwendigste: Schicke oder extravagante Kleidung, modische Accessoires wie Schmuck und Make-up sind hier nicht gefragt. Handy und Notebook bleiben ebenfalls zu Hause. Und einen Fernseher gibt es allenfalls im Gemeinschaftsraum.

Wenn auch viele Klöster heute über zeitgemäße Gästezimmer mit Nasszelle verfügen, so ist die Ausstattung zweckmäßig, aber bescheiden. Auf Telefon-, Internet- und Fernsehanschluss wird verzichtet, und zwar ganz bewusst. Und dies kommt dem spirituellen Sinn des Fastens entgegen: sich auf sich selbst und seine Grundbedürfnisse zu besinnen und während der Heilfastenphase ein anderes Leben zu führen – ohne Ablenkung.

Auch Familie, Freunde und Kollegen sind fern. So lieb Ihnen der Anhang auch sein mag: Etwas Abstand hin und wieder tut gut, und umso mehr werden Sie sich auf das Wiedersehen freuen. Schließlich sind Sie im Kloster weit weg von den Genüssen des heimischen Kühlschranks oder den Mahlzeiten anderer Familienmitglieder, die nicht mitfasten.

Ort der Ruhe, Ort der Begegnung

Klöster liegen oft in landschaftlich schönen Gegenden mit hohem Erholungswert – ein Aspekt, der in der Heilfastenphase durchaus zählt. Da sie vielfach auch außerhalb von Gemeinden angesiedelt sind, hat der Rückzug ins Kloster zum Fasten auch einen rein praktischen Vorteil: Man wird nicht mit verlockenden Restaurants oder leckeren Auslagen in Bäckereien oder Feinkostläden konfrontiert. Dies erleichtert den Entzug fester Speisen vor allem in den ersten Tagen der Fastenwoche ungemein. Hinzu kommt, dass einem das Einkaufen und die Zubereitung der Säfte und Suppen abgenommen werden. Die gewonnene Zeit kann man für andere Dinge nutzen.

Und schließlich gibt es noch ein ganz wesentliches Argument für den Gastaufenthalt im Kloster: Hier findet man kompetente Gesprächspartner. In jedem Kloster gibt es eine Gastschwester bzw. einen Gastbruder. Häufig bieten sie den Gästen nach Absprache Gesprächsmöglichkeiten an.

In vielen Klöstern kann man auch mitarbeiten. Im Kräutergarten, bei der Küchenarbeit oder bei sonstigen Tätigkeiten kommt man dann leicht mit den Ordensleuten ins Gespräch. Und nimmt man an einer vom Kloster speziell organisierten Heilfastenwoche teil, so steht in der Regel der mönchische Leiter für Einzelgespräche zur Verfügung.

Da während einer Heilfastenwoche oft auch verdeckte Emotionen zum Vorschein kommen, ist es wichtig, einen erfahrenen Gesprächspartner zur Verfügung zu haben, der dabei hilft,

Tipp

Nutzen Sie das Kloster als Rückzugsort auf Zeit – so wie dies die Altväter praktizierten, als sie zum Fasten in die Einsamkeit der Wüste gingen. Dort waren sie ganz auf sich selbst bezogen.

emotionale Tief- und Höhepunkte in den Griff zu bekommen. Mit all diesen Vorteilen ist der Aufenthalt im Kloster auf jeden Fall einen Versuch wert.

Der klösterliche Tagesrhythmus

Nehmen Sie sich eine Auszeit im Kloster! Denn wann hat man im Alltag, in dem Termindruck herrscht, schon einmal Gelegenheit, sich völlig zurückzuziehen? Und um wie viel schwieriger ist dies in den eigenen vier Wänden, in denen es ständig Dinge zu erledigen gibt!

»Ora et labora – Bete und arbeite« lautet der Leitspruch des Hl. Benedikt. Der sinnvolle Wechsel zwischen Gebet, Meditation und Arbeit bestimmt den klösterlichen Tagesablauf. Das klar vorgegebene Tagesraster gibt dem Stundenablauf eine Struktur. Alles geschieht zu seiner Zeit. Mögen das frühe Aufstehen und die vielen Gebetszeiten dem Klosterneuling zunächst ungewohnt vorkommen, so merkt man nach einer Weile jedoch, wie sinnvoll dies ist – abgesehen davon, dass die Teilnahme an den Gebeten ohnehin freiwillig ist, denn niemand soll im Kloster missioniert werden.

Diese Zeitblöcke sind jedoch wichtige Fixpunkte, gerade wenn man fastet. Man weiß genau, wann »Essenszeiten« sind und wie viel Zeit man dafür hat. Der Magen stellt sich übrigens sehr rasch auf diesen Rhythmus ein. Man kennt die Meditationszeiten genau, die einem die Möglichkeit geben, sich in sich selbst zurückzuziehen.

Zeit neu erfahren

Im Übrigen hat die strenge Tagesstruktur der Mönche noch einen anderen Vorteil: Man bekommt ein besseres Gefühl für Zeit. Denn man erkennt klar, was in welchem Zeitabschnitt zu schaffen ist. Benedikt hatte immer das »rechte Maß« im Auge, als er den klösterlichen Tagesablauf festlegte. Diese Qualität ist uns im Alltag vielfach abhanden gekommen. Häufig wird kein realistisches Zeitbudget für einzelne Tätigkeiten eingeplant. Der Frust ist groß, wenn man die Arbeit in den veranschlagten Stunden dann nicht schafft.

Und noch etwas ist den Mönchen sehr wichtig: Sie möchten am Abend Abstand zu den Tagesaktivitäten gewinnen sowie ausreichend Schlaf in der Nacht bekommen.

In unserer modernen, hektischen Zeit kann man problemlos die Nacht zum Tag machen. Viele Menschen arbeiten bis in die späten Abendstunden und legen sich dann völlig erschöpft zu Bett. So nehmen sie ihre Alltagssorgen mit in den Schlaf und wachen gerädert auf. Kein Wunder, denn sie haben sich nicht die Zeit genommen, die Tageshektik hinter sich zu lassen. Es gibt eine einfache Faustregel, die besagt: Nicht mit vollem Kopf und vollem Bauch ins Bett gehen!

Das »rechte Maß« für alle Dinge – aus der klösterlichen Tagesstruktur können wir viel für den Alltag lernen.

Eine Zeit für jede Tätigkeit

Der folgende Tagesablauf in einem Benediktinerinnenkloster auf der Schwäbischen Alb ist ein Beispiel für eine klösterliche Tagesstruktur.

6 Uhr	Vigil (Nachtwache)
6.30 bis 7 Uhr	Meditation
7 Uhr	Laudes (Lobgesang) mit anschließender Eucharistiefeier
8 Uhr	Frühstück
11.30 bis 12 Uhr	Meditation
12.15 Uhr	Mittagshore
12.30 Uhr	Mittagessen
17 bis 17.30 Uhr	Meditation
17.30 Uhr	Vesper (Abendgebet)
18 Uhr	Abendessen
19.30 Uhr	Komplet (Nachtgebet)

Die klösterliche Stille

Als Besucher eines Klosters fällt oft als Erstes die dort herrschende wunderbare Stille auf. In unserer hektischen Gesellschaft sind wir dies kaum noch gewohnt. Lärm, Zeitdruck und Menschenmengen bestimmen unseren Alltag. Folge dieser Hektik ist eine ständige Zunahme so genannter Zivilisationskrankheiten, vom Burn-out-Syndrom über Schlafstörungen bis hin zum Tinnitus. All dies sind Reaktionen des Organismus auf dauerhaften Stress. Kein Motor läuft auf Dauer ohne regelmäßige Wartung – dies gilt ebenso für Herz und Kreislauf. Auch sie brauchen ihre Pausen. Wenn diese Pausen nicht gewährt werden, bricht das Immunsystem zusammen.

Fasten- und Schweigekurse

Man spürt quasi vom ersten Moment an, wie wohltuend die klösterliche Stille ist. Es gibt auch regelrechte Schweigeklöster, in denen nur zu festgelegten Zeiten des Tages gesprochen wird, manchmal nur eine halbe Stunde. Für uns ist das Schweigen etwas Außergewöhnliches geworden. Bei ehrlicher Betrachtung produzieren wir verbal am Tag jedoch ziemlich viel Überflüssiges, so dass Zurückhaltung in dieser Hinsicht sinnvoll sein kann. Manche Klöster bieten Heilfastenkurse an, die gleichzeitig auch Schweigekurse sind. Die anfänglichen Hemmungen, unhöflich zu erscheinen, wenn man beispielsweise während der Mahlzeiten nicht mit seinem Tischnachbarn spricht, verschwinden recht schnell. Denn man spürt rasch, wie entlastend es sein kann, sich nicht zum Reden gezwungen zu fühlen. Vielleicht sollten Sie sich nicht beim ersten Fastenkurs zusätzlich dem Schweigen verpflichten. Denn Sie sind dann bereits mit so vielen unbekannten Reaktionen des Körpers und der Psyche konfrontiert, über die Sie sich in der Regel austauschen möchten. Für Fastenerfahrene ist das Schweigen jedoch ein zusätzliches Positivum.

Klösterliches Fasten bedeutet »Ent«lastung – für Körper, Geist und Seele. Wer schon über Heilfastenerfahrung – d. h. über Erfahrungen mit dem Fasten für Gesunde – verfügt, sollte sich überlegen, ob er nicht an einem Fasten- und Schweigekurs teilnimmt, den manche Klöster anbieten.

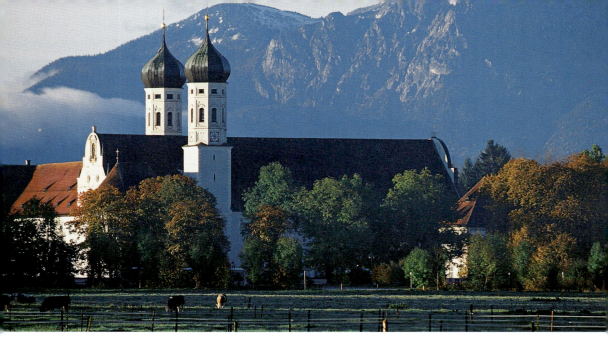

Das Kloster als Ort der Stille und des Rückzugs eignet sich ideal für eine Heilfastenkur. Hier kann man dem Alltag entkommen und sich auf geistige, spirituelle Dinge besinnen.

Konzentration auf sich selbst

Heilfasten bedeutet Entschlackung, Entgiftung und körperliche, aber auch geistige Regeneration. Dies kann man am besten, wenn man sich ganz auf sich selbst konzentriert. Das Kloster bietet hierfür den idealen Rahmen. Die spirituelle Atmosphäre und die festen Meditationszeiten fördern die Auseinandersetzung mit sich selbst. Es gibt so gut wie keine Ablenkung – auch nicht von den eigenen Unzulänglichkeiten und der eigenen Unzufriedenheit. Heilfasten im Kloster kann auch die Chance sein, lange fällige »Aufräumarbeiten« im eigenen Leben vorzunehmen.

Heilfasten nach der Klostermethode ist ein ganzheitlicher Ansatz. Spiritualität und Lebensgefühl sind dabei genauso wichtig wie der körperliche Reinigungs- und Erneuerungsprozess. Diese Form des Fastens basiert auf jahrhundertealten Traditionen und Erfahrungen, denen man am ehesten im Kloster selbst auf die Spur kommt.

Die richtige Einstellung zum Fasten

Wer sich bewusst entschlossen hat zu fasten, wird mögliche kleine Hürden in den Einstiegstagen mit Leichtigkeit überwinden. Denn er hat ja ein konkretes Ziel vor Augen. Am Ende der Fastentage wird er sich körperlich und seelisch erleichtert fühlen. Wer das Fasten mit Zweifeln und Bedenken beginnt, sollte noch einmal überlegen, ob Heilfastentage zu diesem Zeitpunkt überhaupt das Richtige für ihn sind.

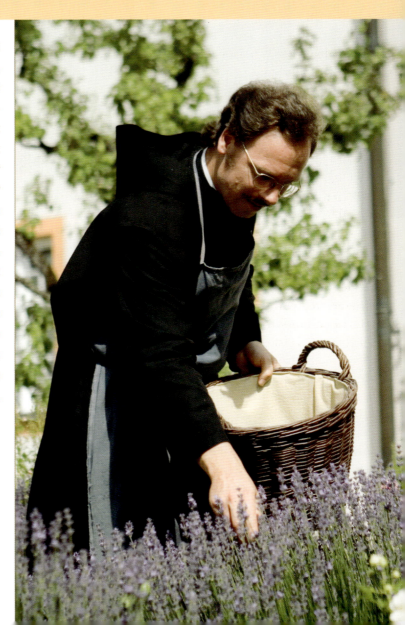

Einen Neuanfang wagen

Der Entschluss zum Fasten muss aus innerer Überzeugung heraus entstehen. Wer nur rasch ein paar überflüssige Pfunde loswerden möchte, um seine Bikini-Figur für den Sommer auf Vordermann zu bringen, ist sicherlich nicht der geeignete Kandidat für das Heilfasten.

Fasten bedeutet in gewisser Weise einen Neuanfang. Mit dem Fasten werden auch schlechte, aber vielleicht lieb gewonnene Gewohnheiten abgebaut. Fasten birgt die Chance, Abhängigkeiten aufzulösen und sich von Dingen zu befreien, die einen gefangen halten. Dies erfordert jedoch Entschlussfreudigkeit, kostet Überwindung und benötigt Durchhaltevermögen. Deshalb muss man es sich sehr gut überlegen, ob die Entscheidung, eine Heilfastenkur durchzuführen, im Einzelfall überhaupt die richtige ist. Denn nur, wer positiv dazu steht und an den Erfolg glaubt, wird auch Gewinn aus den Fastentagen ziehen. Andernfalls können sie zur Quälerei werden. In diesem Sinne sollte sich jeder, der heilfasten möchte, umfassend informieren, bevor er sich zu diesem Schritt entschließt, und die eigene Entscheidung selbstkritisch hinterfragen. Aber vergessen Sie auch nicht: Für einen Neuanfang ist es nie zu spät!

> Fasten bedeutet Gewinn durch Verzicht. Denn der Verzicht erhöht die Qualität dessen, was man nach dem Fasten wieder zu sich nimmt.

Der Zweck des Heilfastens – ganzheitlich »entschlacken«

Essen ist bei uns inzwischen rund um die Uhr zu haben, zu jeder Tages- und Nachtzeit. Wenn keine Restaurants und Snackbar mehr geöffnet haben, kann man sich an Bahnhöfen oder Tankstellen versorgen. Dies hat zur Folge, dass viele Menschen sich im wahrsten Sinne des Wortes mit Nahrung vollstopfen. Vollgestopft sind viele aber nicht nur mit Essen, sondern z.B. auch mit Fernsehen, Videos oder Computerspielen – alles Dinge, die man im Sitzen konsumieren kann. Die Folge ist klar erkennbar: Rund ein Viertel aller Deutschen leidet an Übergewicht. Jedes dritte Kind ist bereits zu dick.

Körperliche Rundumerneuerung

Beim Heilfasten unterzieht man sich einem Reinigungsprozess. Der Körper wird von belastenden Stoffen befreit. Der Blutdruck sinkt, ebenso der Insulinspiegel. Der Körper bindet dadurch nicht so viel Wasser wie sonst. Überschüssige Wasseransammlungen werden freigesetzt, und man fühlt sich leichter. Beim Fasten wird ein Reiz zur Erneuerung der Darmschleimhaut in Gang gesetzt, außerdem werden überschüssige, gebundene Säuren abgebaut.

Schlechte Ernährungsgewohnheiten

Unsere Nahrung ist im Durchschnitt zu säurehaltig, bzw. sie bildet zu viel Säure. Die körperliche Grundsubstanz und die Organe sind dadurch überlastet. Es entstehen degenerative Veränderungen an den Gelenken bis hin zur Osteoporose. Verursacht wird dies vor allem durch tierisches Eiweiß, das in Fleisch, Wurst und Käse enthalten ist, sowie durch Weißmehlprodukte, Süßigkeiten, Alkohol, Kaffee und phosphathaltige Getränke wie Cola.

Viele Menschen essen zu wenig pflanzliche Produkte, und eine große Anzahl trinkt zu wenig. Aus diesem Grund wird zu wenig Säure über die Nieren ausgeschieden. Hinzu kommen vielfach Bewegungsmangel und eine flache Atmung, so dass auch die Säureausscheidung über die Lunge zu gering ist. Durch das Fasten, bei dem man auf die oben genannten Nahrungsmittel verzichtet und zugleich vermehrt trinkt, wird die Säureausscheidung unterstützt. Beim Verzehr von Nahrungsmitteln nehmen wir teilweise noch weitere exogene – d.h. dem Organismus

Der Wüstenmönch Altvater Moses fragte den Altvater Silvanos: »Kann der Mensch täglich einen neuen Anfang machen?« Dieser antwortete: »Wenn er bereit ist, hart an seiner Seele zu arbeiten, kann er in jedem Augenblick einen neuen Anfang machen.« (Die Weisheit der Wüstenmönche, S. 175)

von außen zugeführte – Schadstoffe auf, beispielsweise Konservierungs- sowie künstliche Farb- und Aromastoffe, giftige Schwermetalle oder radioaktiv veränderte Substanzen. Hinzu kommen endogene – vom Körper selbst produzierte – Endprodukte von Stoffwechsel- und Oxidationsprozessen. Beim Heilfasten wird der Körper von diesen Stoffen befreit.

Dies bedeutet für den Organismus eine große Umstellung. Stoffwechselvorgänge werden innerhalb kurzer Zeit grundlegend verändert, da dem Körper plötzlich Stoffe entzogen werden, an die er sich gewöhnt hat. Dass dies nicht ohne Reaktionen bleibt, die auch das subjektive Befinden beeinträchtigen, ist nachvollziehbar. Deshalb ist es so wichtig, sich vor Beginn des Heilfastens über veränderte Vorgänge im Körper zu informieren und die Nahrungsumstellung Schritt für Schritt vorzunehmen. Denn alles andere wäre eine regelrechte Schocktherapie.

Wer das erste Mal heilfastet, sollte unbedingt vor Beginn der Fastentage einen Arzt aufsuchen, der beurteilen kann, ob das Heilfasten im Einzelfall überhaupt sinnvoll und geeignet ist. Auch für Fastenerfahrene ist es ratsam, sich regelmäßig vor Beginn der Fastenkur von einem Arzt durchchecken zu lassen.

Heilfasten als Therapie bei organischen Erkrankungen

Durch die Entschlackung kann das Heilfasten auch Therapieerfolge bei einigen organischen Erkrankungen erzielen. Zum Beispiel bei:

- **Grippalen Infekten**
- **Magenverstimmung**
- **Rheumatischen Erkrankungen**
- **Gicht**
- **Bluthochdruck**
- **Diabetes**

Aber auch hier gilt: Auf jeden Fall vor Beginn der Fastenkur den Arzt zurate ziehen. Darüber hinaus gibt es gesundheitliche Situationen, in denen man auf das Fasten verzichten muss, beispielsweise bei

- schweren chronischen Infekten wie Hepatitis, Tuberkulose oder AIDS
- schweren körperlichen und seelischen Erkrankungen wie beispielsweise Niereninsuffizienz, Leberzirrhose oder schweren Depressionen
- Krebserkrankungen – Krebs lässt sich nicht »wegfasten«
- Schwangerschaft
- Essstörungen wie Magersucht (Anorexia nervosa) oder Ess-Brech-Sucht (Bulimia nervosa) – hier liefe das Heilfasten dem Heilungsprozess zuwider.

Heilfasten – der Start zur dauerhaften Gewichtsabnahme?

Wer glaubt, sich mit einer Heilfastenwoche dauerhaft von lästigen Pfunden befreien zu können und gleichzeitig hinterher wie gewohnt weitermacht, erliegt einer Illusion. Ganz schnell wird er merken, dass die Pfunde wiederkommen, manchmal sogar in größerer Zahl als vorher – der gefürchtete Jo-Jo-Effekt.

Heilfasten kann man auch als eine Art Verhaltenstherapie verstehen, die eine Ernährungsumstellung oder zumindest eine Ernährungskorrektur zur Folge hat. Wer dauerhaft abnehmen möchte, sollte die Fastenwoche dazu nutzen, seine Ess- und Trinkgewohnheiten grundsätzlich zu überdenken. Muss Alkohol wirklich täglich sein? Kann man nicht auf das Rauchen verzichten oder auf Süßigkeiten? Muss es tatsächlich jeden Tag Fleisch geben? Wäre nicht ein Fischtag pro Woche eine wirklich gute Idee?

Info

In der Schwangerschaft ist ein Entlastungstag hin und wieder sicherlich zu empfehlen. Eine Heilfastenkur dürfen Sie in dieser Zeit jedoch nicht durchführen. Das Gleiche gilt auch für die Stillzeit. Sie müssen jederzeit sicherstellen, dass Ihr Kind ausreichend Nährstoffe bekommt.

Dies in die Tat umzusetzen ist nicht ganz einfach, aber grundsätzliche Änderungen im Leben stellen immer Anforderungen an einen selbst. Diese Erfahrung mussten schon die mittelalterlichen Mönche machen: »Zu den Werkzeugen der geistlichen Kunst gehört es, […] nicht stolz zu sein, nicht trunksüchtig, nicht gefräßig, nicht schlafsüchtig, nicht faul […].« (Die Regel des Hl. Benedikt, Kap. 4, 34–38)

Genießen lernen

Eine Umstellung der Ernährungsgewohnheiten bedeutet nicht, dass Sie sich keinen Genuss mehr gönnen sollten. Denn wer nie genießt, wird ungenießbar. Aber einige Bestandteile der Heilfastenwoche können Sie ohne weiteres in die restliche Zeit des Jahres übernehmen. Wer ganz konsequent sein möchte, kann beispielsweise einmal pro Woche einen Fasten- oder Rohkosttag einlegen, wie dies auch viele Klöster noch praktizieren. Wichtig ist, dass an diesen Tagen ausreichend getrunken wird, d. h. etwa drei Liter Wasser oder ungesüßter Kräutertee pro Tag. Nicht ganz so strengen Fastenanhängern reichen vielleicht auch zwei Fastentage pro Monat.

Die mittelalterlichen Mönche aßen grundsätzlich kein Fleisch. Fisch war ein wesentliches Nahrungsmittel der Ordensleute. Seit dem hohen Mittelalter gilt er auch als Fastenspeise. Die Zisterzienser, die sich auch auf die Regel Benedikts beziehen, siedelten sich gleich neben Flüssen an, um sich ihre Versorgung mit Fisch zu sichern. Klöster anderer Orden, die nicht in der Nähe des Meeres oder von Flüssen angesiedelt waren, legten Fischzuchten an – Forellenbecken oder Karpfenteiche beispielsweise. Deshalb findet man auch heute noch große Fischteiche in der Nähe von Klöstern. Und auch hier waren die Mönche Vorreiter einer gesunden Ernährung: Dass Fisch gesünder und bekömmlicher ist als das Fleisch von Säugetieren, war ihnen längst bekannt.

> Fasten hat nichts mit Genussfeindlichkeit zu tun. Im Gegenteil: Durch den Verzicht auf Speisen lernt man deren Wert wieder besser schätzen. Nach unseren heutigen Essgewohnheiten stopfen wir meist nebenbei – z. B. beim Fernsehen – Dinge in uns hinein, ohne deren Geschmack nachzuspüren. Das Fasten schärft unsere Wahrnehmung.

Nicht nur für Fastende zu empfehlen

Aus welchem Grund auch immer Sie sich für das Fasten entschieden haben: Es soll auf jeden Fall einen spürbaren Verzicht auf eingefahrene schlechte Angewohnheiten bedeuten. Im Folgenden finden Sie einige Anregungen zur Umstellung Ihrer Essgewohnheiten und zum dauerhaften Verlust überflüssiger Pfunde:

- Legen Sie einmal pro Woche oder zumindest alle 14 Tage einen Fasten- oder Rohkosttag ein. Wenn möglich, versuchen Sie, sich an diesem Tag auch von anderen Zwängen wie beispielsweise drängenden Terminen zu befreien.
- Reduzieren Sie Ihren Alkoholkonsum. Wenn Sie Alkohol nur zu besonderen Anlässen genießen, werden Sie ein Gläschen viel eher schätzen.
- Süßigkeiten zwischendurch machen sich sofort auf der Waage bemerkbar. Man genießt sie umso mehr, wenn man sie reduziert. Etwas kleines Süßes nach dem Mittagessen – und nur dann – wird zur Köstlichkeit.
- Zu viel Kaffee ist schädlich. Nehmen Sie doch einmal bewusst wahr, wie viele Tassen Sie pro Tag trinken, ohne darüber nachzudenken. Zwei Tassen am Morgen sind völlig ausreichend, denn der Kaffee entzieht dem Körper wertvolle Flüssigkeit.
- Trinken Sie statt Kaffee lieber Kräutertee – möglichst ungesüßt.
- Kalorienhaltige Softdrinks sollten Sie ganz von der Getränkekarte streichen und durch Wasser ersetzen. Wasser ist ein Genuss und stillt den Durst besser.
- Überprüfen Sie, wie viel Flüssigkeit Sie am Tag trinken. Zwei Liter Wasser oder ungesüßter Kräutertee sollten es mindestens sein.
- Versuchen Sie, Ihren Zigarettenkonsum einzuschränken oder das Rauchen vielleicht sogar ganz sein zu lassen.
- Notieren Sie sich, was Sie täglich essen. Wo in Ihrer Ernährung sind die heimlichen Dickmacher versteckt? Gehen Sie die Liste durch: Was können Sie reduzieren, worauf ganz verzichten?
- Gönnen Sie sich mehr Fisch als Fleisch und mehr Gemüse und Salat als fetthaltige Saucen.

Klarheit finden

Wer fastet, hat auch die Chance, Klarheit über sich selbst und über die Dinge zu finden, die im Leben nicht so laufen, wie wir uns das wünschen. Mit zu viel Essen stopfen wir oft auch Ärger und Ängste in uns hinein. Nicht umsonst sagt man im Volksmund: »Es ist mir auf den Magen geschlagen.« Eine negative Nachricht geht uns »an die Nieren«, bei Nervosität verspüren wir »einen Kloß im Hals«.

Ebenso wie beim Heilfasten der Körper von Schlackstoffen befreit wird und nicht ständig mit Nahrungsaufnahme und Verdauungsvorgängen beschäftigt ist, so wird auch der Kopf frei. Man merkt doch immer wieder, wie matt und müde man nach einem opulenten Mahl ist. Besonders kreativ kann man danach nicht mehr sein. »Ein voller Bauch studiert nicht gern«, heißt es im Volksmund.

Um wie viel besser fühlt man sich dagegen nach einem leichten Mahl. Man hat kein Problem damit, danach wieder an die Arbeit zu gehen. In der Fastenphase wird dieser Effekt noch verstärkt. Nach den ersten Tagen fühlt man sich leicht und unbeschwert, sowohl körperlich als auch geistig. Das setzt Energien frei für neue Ideen.

»Tu deinem Körper etwas Gutes, damit die Seele Lust hat, darin zu wohnen«, sagte die Karmeliternonne Teresa von Ávila (1515–1582), aber auch: »Wenn Rebhuhn, dann Rebhuhn – wenn fasten, dann fasten«. Damit meinte sie, dass man seine Vorhaben auch konsequent durchführen sollte. Ihre Aussagen haben heute noch Gültigkeit.

Bereit sein zum Verzicht

Fasten bedeutet, das loszulassen, was uns gefangen hält. Wenn Sie sich dies klar machen, ist Fasten keine unüberwindliche Hürde, kein Berg, den Sie mühsam erklimmen müssen. Im

> Wenn Sie sich nicht ganz im Klaren darüber sind, wie Sie Ihre Ernährungs- und Trinkgewohnheiten umstellen sollen, suchen Sie einen Ernährungsberater auf. Sicherlich gibt es jemanden auch in Ihrer Nähe.

Gegenteil, Menschen mit Fastenerfahrung freuen sich auf diese Zeit. Denn sie bedeutet Abstand vom Alltäglichen, Selbstfindung durch Selbstaufgabe. Und nicht zuletzt kann Fasten eine Vorbereitung auf große Dinge sein – bei den Mönchen sind dies die hohen kirchlichen Festtage.

Alleine oder in der Gruppe?

Fastenneulingen ist es auf jeden Fall anzuraten, erste Erfahrungen mit dem Fasten in der Gruppe oder zumindest mit Begleitung zu sammeln. Man kann sich austauschen, denn die Reaktionen von Körper, Geist und Seele sind möglicherweise nicht immer gleich einzuordnen. Es hilft dann zu erfahren, dass es anderen auch so geht. An den Fastentagen muss man behutsam mit sich selbst und anderen umgehen. Die Gruppe verhilft zu einem solchen Bewusstsein. Ein erfahrener Fastengruppenleiter ist ein wertvoller Gesprächspartner und kann dabei helfen, Krisensituationen zu managen. Auch die Gruppe kann dabei unterstützen.

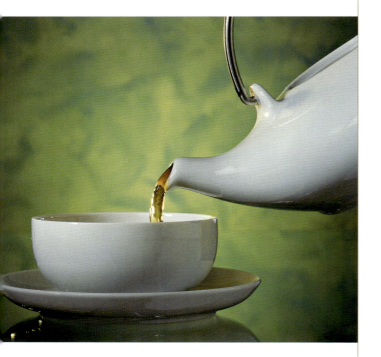

Ob Sie alleine oder in der Gruppe fasten – wichtig ist, dass Sie sich Zeit für sich selbst nehmen und sich mit einfachen Dingen wie einer aromatischen Tasse Tee verwöhnen.

Vielfältige Möglichkeiten

Sie können ein solches Heilfasten in der Gruppe sozusagen »ambulant« durchführen, indem Sie sich beispielsweise einmal täglich treffen und ansonsten die Zeit in den eigenen vier Wänden verbringen. Pfarrgemeinden oder

Fasten und arbeiten?

Wenn Sie Fastenerfahrung haben, können Sie während der Fastenphase auch normal arbeiten, Sie sollten allerdings Folgendes bedenken:

- Beginnen Sie mit dem Start der Fastentage am Wochenende. Darmentleerung und Ruhephasen, die der Körper in dieser Zeit fordert, schränken die Konzentration ein.
- In den ersten Tagen der Fastenwoche sind Sie Stimmungsschwankungen unterworfen und daher möglicherweise kein so ausgeglichener Kollege.
- Durch die auf Hochtouren laufende Fettverbrennung kommt es zur Bildung von Ketonkörpern (Säuren, die während des Fastens in Blut und Urin entstehen). Dadurch tritt vermehrt Mundgeruch auf. Dies ist für das kollegiale Umfeld nicht sehr angenehm.
- Während des Fastens ist der Körper auf sich selbst bedacht und benötigt für diese Aufmerksamkeit viel Energie. Ihre Reaktionen sind deshalb möglicherweise etwas verlangsamt, und Sie sollten besonders im Straßenverkehr verstärkt aufpassen.

Volkshochschulen bieten beispielsweise häufig Fastenwochen in der kirchlichen Fastenzeit an. Sie haben den Vorteil, dass sie preislich erschwinglich sind. Auf eigene Faust zu Hause sollten Sie dagegen nur fasten, wenn Sie schon über ausreichend Erfahrung verfügen. Sonst kann es passieren, dass bei Stimmungsschwankungen die Situation leicht aus dem Ruder läuft.

Wer in der Fastenphase auch räumlich Abstand vom Alltag gewinnen möchte, sollte sich eine Fastenwoche außerhalb der eigenen vier Wände gönnen. Viele Klöster mit all ihren Vorteilen bieten dies an. Dort, wo die Tradition des Fastens über Jahrhunderte gepflegt wurde, ist man sehr gut aufgehoben – auch in preislicher Hinsicht. Fastenkliniken beispielsweise sind meist sehr viel teurer und bieten darüber hinaus auch nicht das spirituelle Umfeld.

Der Verzicht auf beschwerendes Essen bedeutet einen Zeitgewinn für andere Dinge, die einem wichtig sind.

Vor dem Fasten – die Einstimmung

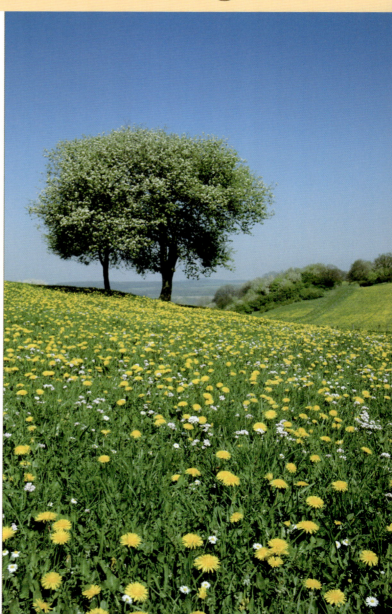

Das Heilfasten bietet auch die Chance, sich intensiv auf sich selbst zu konzentrieren und Körper, Geist und Seele zu »pflegen«. Damit dies gelingt, benötigt man mehr Zeit für sich selbst als im normalen Alltag. Zeitaufwändige und eilige Dinge in Beruf und Privatleben sollte man daher vor den Heilfastentagen erledigen. Und Heilfastentage auch nicht gerade dann einplanen, wenn sehr viel los ist. Wichtig ist, dass man in dieser Phase befreit ist von Druck und Hektik.

Der passende Zeitpunkt

Heilfasten ist ein sanfter Prozess. Es sollte niemals zum Wettbewerb ausarten und weder Belastung noch Stress hervorrufen. Fastenerfahrene können während der Fastentage durchaus ihrer gewohnten Arbeit nachgehen und sich im alltäglichen Umfeld aufhalten. Dennoch sollte man sich überlegen, ob man während der Fastenperiode nicht sinnvollerweise neben der Nahrungsreduktion auch Verzicht in anderen Bereichen übt und damit eine Idee von einer Art anderem Leben gewinnt.

Der Kopf muss frei sein

Bevor Sie sich zum Heilfasten entschließen, sollten Sie sich darüber klar werden, was Sie sich von diesen Tagen erwarten. Diese Prüfung beinhaltet natürlich auch, dass Sie sich genau überlegen, wie viele Tage Sie fasten möchten. Dazu gehören ebenso die notwendigen Entlastungstage vorher sowie die Aufbautage am Ende der Heilfastenkur.

Die klassische Kernphase beträgt meist sechs Tage. Fastenneulinge sollten sich danach richten und sich nicht zu viel zumuten. Es kann leicht passieren, dass Sie in Euphorie geraten und glauben, das Fasten endlos ausdehnen zu können, wenn Sie die ersten Tage einmal geschafft haben. Fastenerfahrene können die Fastenperiode durchaus etwas länger ansetzen. Sie wissen in der Regel, was sie sich zumuten können.

Das rechte Maß

»Wenn sich die Menschen in übertriebener Weise der Nahrung enthalten, so dass sie ihrem Körper nicht die richtige und angemessene Nahrung zuführen, werden die einen instabil und leichtlebig in ihrer Lebensweise, andere durch viele große Beschwerden bedrückt. Dann ereignen sich manchmal Katastrophen in

> Notieren Sie sich vor Beginn der Fastentage, was Sie konkret von dieser Zeit erwarten, und zwar im Hinblick auf Körper, Geist und Seele. Diese Notizen können Sie in der Fastenphase und auch danach immer wieder zur Hand nehmen und prüfen, inwieweit Sie Ihre Ziele erreicht haben.

ihrem Körper, weil die Elemente, die in ihnen sind, durcheinander geraten«, stellte Hildegard von Bingen (1098–1179) schon im 12. Jahrhundert fest. Sie hatte durch ihre Veröffentlichungen zur Heilkraft der Natur und der Behandlung von Krankheiten bereits zu Lebzeiten Berühmtheit erlangt. Für sie war, genauso wie für den Hl. Benedikt, das Maß aller Dinge richtungsweisend. Und für diese Ordensleute gehörte das Fasten zum Alltag, war sozusagen etwas ganz Normales. Auch heute sollte man das Fasten nicht als etwas Außergewöhnliches betrachten. In Krisenzeiten waren Menschen manchmal zum Fasten gezwungen und haben dies auch über einen längeren Zeitraum hinweg durchgehalten.

Tabula rasa

Damit der Kopf auch wirklich frei werden kann, sollten Sie vor dem Fasten »reinen Tisch« machen und die Tage so einplanen, dass Sie weder beruflich noch privat überlastet sind. Es unterstützt den geistigen und körperlichen Reinigungsprozess, wenn Sie nicht nur die Nahrung reduzieren, sondern auch von der Arbeit Abstand nehmen. Wenn Sie dennoch arbeiten müssen oder möchten, sollten Sie nicht in Zeiten fasten, in denen es beruflich besonders hoch hergeht oder sich berufliche Veränderungen abzeichnen. Denn der Kopf muss frei sein, sonst funktioniert das Heilfasten nicht.

Wenigstens in den ersten drei – oft kritischen – Fastentagen sollten Sie, wie bereits im vorhergehenden Kapitel erwähnt, die Alltagsroutine beiseite legen, unter anderem auch der zu erwartenden Stimmungsschwankungen wegen.

Die Freizeitphasen sollten Sie vorher so planen, dass viel Bewegung an der frischen Luft möglich ist. Beim Fasten wird man überflüssige Pfunde los und fühlt sich recht bald auch körperlich von Ballast befreit. Häufig zeichnet sich dann ein verstärkter Bewegungsdrang ab.

Wenn Sie noch keine Heilfastenerfahrung haben und nicht wissen, wie viele Tage Sie veranschlagen sollen, sprechen Sie mit Ihrem Arzt, der Sie vor Beginn der Heilfastentage ohnehin untersuchen sollte. Achten Sie während des Fastens auf jeden Fall immer auf Ihr Körpergefühl.

Wenn Sie zu Hause fasten möchten, sollten Sie dort nach Möglichkeit alles abschalten, was Sie von der körperlichen und geistigen Reinigung ablenken könnte: Leeren Sie also nicht nur den Kühlschrank vor den Fastentagen, sondern schalten Sie möglichst auch Fernseher und Computer ab und vielleicht öfter einmal den Anrufbeantworter ein.

Sie sollten es sich aber grundsätzlich reiflich überlegen, ob Sie in ihrer gewohnten Umgebung bleiben möchten. Denn dort lauern Verlockungen wie Lebensmittelvorräte oder vielleicht auch nur liebe, nicht fastende Mitmenschen, die Sie dazu überreden möchten, doch wenigstens ein kleines Stück von dem köstlichen, selbst gebackenen Kuchen zu probieren.

Unter anderem aus diesem Grund sollten Sie sich vor Beginn der Heilfastentage auch gut überlegen, wem Sie von Ihrem Vorhaben erzählen möchten. Dadurch vermeiden Sie unnötige Diskussionen und Rechtfertigungen.

Es ist jedoch durchaus sinnvoll, sich für die Fastenperiode einen kompetenten Gesprächspartner zu suchen. Dies kann ein Familienmitglied oder ein Freund sein, dem Sie besonders vertrauen. Es kann auch der Arzt sein, der Sie vor der Fastenperiode durchcheckt, oder natürlich ein Ordensmitglied, wenn Sie im Kloster fasten. Diese Menschen sind im Umgang mit menschlichen Höhen und Tiefen meist sehr erfahren.

Welche Jahreszeit ist günstig?

Jeder Mensch erlebt das Heilfasten individuell anders. Aus diesem Grund kann man auch kein Patentrezept für den geeigneten Fastenmonat abgeben. Die klassische Jahreszeit ist das beginnende Frühjahr. Nicht ohne Grund hat die Kirche ihre Fastenzeit in die Periode vor Ostern gelegt. Nach dem Winter, in dem die Menschen sich – auch körperlich gesehen – eine wärmende Hülle zulegen, wird der Körper innerlich und äußerlich einer

Tipp

Planen Sie mindestens die ersten drei Fastentage so, dass Sie sich beruflich und privat zurückziehen können. Wer während der Fastenperiode weiterhin arbeiten möchte, sollte den Start auf ein Wochenende legen.

Art Regenerationsprozess unterzogen. »Wie in der Natur der Winter das Leben auf Sparflamme gesetzt hat, damit es sich regenerieren und im Frühling neu aufbrechen kann, so soll der Mensch im Fasten alles Überflüssige absterben lassen, damit er jugendlich und frisch aufleben kann.« (Anselm Grün, Heilendes Kirchenjahr, S. 52) So wie man beim Frühjahrsputz die Wohnung auf Hochglanz bringt, kann man in dieser Zeit auch mit sich selbst verfahren: reinigen, abbauen, entstauben.

Und noch etwas anderes spricht für die klassische Fastenzeit: Viele Menschen nehmen sich vor, in diesen Wochen auf irgendetwas zu verzichten – Fernsehkonsum, Alkohol, Zigaretten, Autofahren oder ähnliche Dinge. Warum sollte man dann nicht auch ganzheitlich Verzicht üben?

Außerhalb der traditionellen Fastenzeit

Wer häufig friert, sollte seine Fastentage in den Sommer legen. Da der Körper durch die Nahrungsreduktion weniger verbrennen muss, neigt man während der Heilfastenperiode leicht zum Frösteln. Wärmende Sonnenstrahlen können da leicht Abhilfe schaffen.

Auch für den Herbst als Fastenzeit gibt es Argumente. Herbst bedeutet Abschied vom Sommer, Verzicht auf Sonnenstunden und Vorbereitung auf die Weihnachtszeit, die ja im kirchlichen Duktus »Neugeburt« bedeutet. So können Sie sich den Herbst als körperliche, geistige und seelische Erneuerungsphase auswählen. Für diejenigen, die zweimal im Jahr fasten möchten, spricht einiges dafür, dies im Frühjahr und Herbst zu tun. Man hat damit auch einen angemessenen Abstand zwischen den beiden Fastenperioden.

Manche Fastenerfahrene plädieren dafür, bei abnehmendem Mond zu fasten, da dieser das Fasten unterstütze. Es gibt Beobachtungen, dass man selbst bei übermäßiger Nahrungsaufnahme in dieser Phase nicht so schnell zunimmt wie sonst.

Schon Hildegard von Bingen stellte fest: »Was bei abnehmendem Mond geerntet und zur Aussaat verwandt wurde, keimt und wächst langsamer, bringt weniger Halm, liefert aber größeren Ertrag an Korn.«

Bevor es richtig losgeht

»Der Mönch soll zwar immer ein Leben führen wie in der Fastenzeit. Dazu haben aber nur wenige die Kraft. Deshalb raten wir, dass wir wenigstens in diesen Tagen der Fastenzeit in aller Lauterkeit auf unser Leben achten und gemeinsam in diesen heiligen Tagen die früheren Nachlässigkeiten tilgen.« (Die Regel des Hl. Benedikt, Kap. 49, 1–3) Was Benedikt im 6. Jahrhundert für seine Ordensbrüder niederschrieb, ist auch heute noch eine brauchbare und wertvolle Anregung für die Fastenperiode. Es sollte eine Zeit sein, in der man »ausmistet« – aber nicht aus dem Stand heraus, sondern in Ruhe und mit der nötigen Vorbereitung.

Innere Vorbereitung

Die Zeit für die Heilfastentage sollte möglichst frühzeitig im Kalender reserviert werden. Wenn dieser Zeitblock einmal fixiert ist, gilt: daran festhalten und nicht immer wieder verschieben! Denn das Heilfasten muss genauso ernst genommen werden wie wichtige geschäftliche Termine, die man auch nicht einfach absagen oder verschieben kann. Das Heilfasten ist eine wichtige Verabredung mit sich selbst – so muss es derjenige sehen, der es ernst damit meint. Andernfalls sollte er sein Vorhaben nochmals gründlich überdenken. Mindestens zehn Tage – inklusive Entlastungs- und Aufbautage – sollten Sie sich für das Heilfasten freihalten.

Planung der Fastenperiode

- Nehmen Sie für die geplante Zeit keine Einladungen an, die mit der Verpflichtung zum Essen verbunden sind.
- Vermeiden Sie stressige Arbeiten möglichst.
- Machen Sie generell wenig Termine aus; dies gilt insbesondere für die ersten drei Tage.
- Planen Sie genügend Stunden pro Tag ein, an denen Sie sich ganz zurückziehen können.
- Erledigen Sie alle wichtigen Dinge vorher (z. B. das Einkaufen von Tees etc.).
- Überlegen Sie sich, wie Sie die »geschenkte« Zeit gestalten möchten.

VOR DEM FASTEN – DIE EINSTIMMUNG

Einstimmen …

Vor den Heilfastentagen muss Ruhe einkehren. Wer nervlich am Ende oder extrem frustriert ist, wird sicherlich innerlich nicht ausreichend präpariert und stabil sein, um diese Tage durchzustehen. Voraussichtlich wird das Fasten für ihn eher zur Be- als zur Entlastung.

Wenn Sie sich unsicher fühlen, vielleicht sogar Fastenneuling sind, können Sie sich Rat bei Menschen holen, die bereits größere Erfahrung mit dem Heilfasten haben. Ganz wichtig ist es auch, sich im Vorfeld zu überlegen, wo Schwierigkeiten auftauchen könnten – vielleicht beim Verzicht auf Genussmittel, beim Abschalten des Fernsehers, bei problembehafteten Gedanken, die Sie bedrücken könnten. Jeder hat seine individuellen Schwachstellen. Und die meisten kennen sie. Wer sich darauf vorbereitet, wird diese Hürden eher meistern.

… und ausklingen lassen

Neben der Einstimmung ist auch das Ausklingen der Fastentage wichtig. Planen Sie unbedingt Zeit für das Zurückkommen ins Alltagsleben ein. Wer sich nach den eigentlichen Heilfastentagen gleich wieder in den Trubel stürzt, schweres Essen zu sich nimmt und einen Termin nach dem anderen absolviert, dem kann es übel ergehen. Körper, Geist und Seele sind auf diese Belastungen nicht mehr eingestellt. Auch hier ist das Motto: Hören Sie auf die Signale Ihres Körpers!

Spätestens am Entlastungstag gilt es, Abstand zu nehmen von der Hektik des Alltags, um zur Ruhe zu kommen. Nach und nach wird die innere Unruhe verschwinden, Sie müssen nur Geduld mit sich selbst haben. »Mein Sohn, arbeite täglich nur so viel, als dein Körper, wenn du liegst, Raum einnimmt. So wird deine Arbeit allmählich voranschreiten, und du wirst dabei nicht verzagt sein.« (Apophthegma = Ausspruch der Wüstenväter aus dem 4. Jahrhundert n. Chr.)

> Die richtige Vorbereitung ist für den Erfolg der Heilfastentage von entscheidender Bedeutung. Versuchen Sie, innerlich zur Ruhe zu kommen. Bewegen Sie sich am Entlastungstag viel an der frischen Luft, ideal sind ausgedehnte Spaziergänge. Auch Sauna und Massage tragen zur Entspannung bei, ebenso wie ein angenehmes Ambiente, in dem Sie meditieren oder kontemplative Musik hören können.

Äußere Vorbereitung

Natürlich müssen Sie sich auch äußerlich auf die Fastentage vorbereiten. Einige Dinge wie z. B. Decken oder eine Wärmflasche werden Sie wahrscheinlich zu Hause haben, andere müssen Sie sich vermutlich erst besorgen. Sie können die unten stehende Liste ganz nach Ihren Vorlieben ergänzen, beispielsweise mit beruhigenden Duftölen wie Lavendel oder Sandelholz. Wichtig ist, dass Sie sich während der Fastenzeit wohl fühlen.

Das brauchen Sie an den Heilfastentagen

Bekleidung
- Bequeme und wärmende Kleidung, in der Sie sich wohl fühlen
- Nierenwärmer (wenn Sie leicht frieren)
- Dicke Socken, auch für die Nacht
- Festes Schuhwerk
- Sportkleidung wie z. B. Laufsachen
- Genügend Unterwäsche

Sonstige Utensilien
- Warme Decke
- Isomatte
- Wärmflasche
- Mehrere kleine und ein großes Handtuch für die Leberwickel

Für die Körperpflege
- Massagehandschuh
- Trockenbürste
- Eine größere Anzahl an Handtüchern
- Geruchsarmes Körperöl, am besten Babyöl
- Obstessig zum Abreiben (nimmt den beim Fasten intensiveren Körpergeruch)
- Keine Schminke und Puder, sie verstopfen die Poren

»Geistige Nahrung«
- Aufbauende und kontemplative Lektüre
- Entspannungsmusik
- Ein Heft als Fastentagebuch, in dem Sie Ihre Gedanken und Empfindungen notieren

Zum Abführen (Apotheke oder Reformhaus)
- Sauerkrautsaft **oder**
- Pflaumensaft **oder**
- 100 g Glaubersalz **oder**
- 1 Dose F. X. Passage **oder**
- Klistier

Das Kloster – idealer Fastenort

Bereits in vorchristlicher Zeit zogen sich die Menschen zum Fasten in die Wüste zurück. Dieser Ort galt als idealer Platz, um sich von menschlichen Lastern zu befreien und damit auch zu sich selbst zu finden. »Wer in der Einsamkeit der Wüste lebt, wird drei Kämpfen entrissen: dem Hören, dem Reden, dem Sehen. Der einzige Kampf, der bleibt, ist der Kampf mit sich selbst«, beschrieb es Abbas (= Altvater) Antonius bereits im 3. vorchristlichen Jahrhundert. Die moderne Wüste ist – im übertragenen Sinne – demnach ein Ort, der Sie nicht von Ihrem Fastenziel ablenkt.

Der Fastenort entscheidet wesentlich mit über den Erfolg Ihrer Heilfastentage. Das Kloster bietet ein ruhiges und außergewöhnliches Ambiente, in dem Sie sich leichter auf Neues einstellen können.

Das Zuhause als klösterlicher Ort?

Wenn es Ihnen vorwiegend auf körperliche Entschlackung ankommt, ist die Bewegung ein wichtiger Faktor für Sie. In diesem Fall sollten Sie auch einmal die Angebote an Fastenwanderungen unter die Lupe nehmen. Es gibt zahlreiche Möglichkeiten, an einem attraktiven Ort mit Gleichgesinnten zu wandern und zu fasten.

Einige Pfarrgemeinden bieten Fastenwanderungen auch vom heimischen Standort aus an. Man trifft sich während der Fastenwoche regelmäßig zu Wandertouren oder auch anderen sportlichen Aktivitäten. Dabei kommt aber auch die spirituelle Betreuung nicht zu kurz.

Unterschiedliche Beweggründe

Wenn Sie alleine zu Hause fasten, sollten Sie an den Heilfastentagen grundsätzlich ausreichend Zeit für körperliche Bewegung reservieren. Wie Sie diese Stunden gestalten, hängt ganz von

Ihren persönlichen Vorlieben ab. Manch einer arbeitet gerne im Garten, der andere geht zum Joggen oder wandert in den Bergen. Wichtig ist, dass Sie sich an der frischen Luft bewegen und genügend »Grünkraft« (= Viriditas) tanken, wie es die Hl. Hildegard nannte: »Kein Baum grünt ohne Viriditas, kein Stein entbehrt die grünende Feuchtigkeit, kein Geschöpf ist ohne diese Eigenschaft, die lebendige Ewigkeit selber ist nicht ohne diese Kraft zum Grünen.«

Fastenwillige, die sich hauptsächlich von seelischem Ballast befreien möchten, sollten Abstand von der gewohnten Umgebung nehmen. In diesem Fall sollten Sie einmal die Angebote von Fastenkliniken prüfen, die auch psychotherapeutische Betreuung anbieten.

Wenn Sie hauptsächlich aus spirituellen Beweggründen heraus fasten möchten, ist ein Klosteraufenthalt, bei dem Meditation und Kontemplation einen wichtigen Stellenwert einnehmen, ideal. Auf alle Fälle aber sollte Ihr Fastenort die folgenden Kriterien erfüllen:

- Ort der Geborgenheit: Dies ist besonders wichtig, da durch den Entschlackungsprozess beim Fasten körperliche und seelische »Schutzpanzer« angekratzt oder sogar aufgebrochen werden können.
- Ort der Selbstfindung: Für viele Fastende steht der spirituelle Aspekt im Vordergrund.
- Ort der Ruhe: Es sollte eine Atmosphäre vorherrschen, in der Sie nicht abgelenkt werden, beispielsweise durch Lärm, Hektik oder Aktivitäten.
- Ort der Begegnung: Angenehme Gesellschaft trägt wesentlich zum Erfolg der Heilfastenkur bei.

Das Fastenziel sollten Sie vor Beginn der Heilfastentage schriftlich fixieren und auch einer Vertrauensperson mitteilen. Denn das verpflichtet und lässt Sie es nicht so schnell aus den Augen verlieren.

> Schon die mittelalterlichen Mönche erkannten, wie wichtig eine »Öffentlichmachung« des Fastens ist, und unterbreiteten ihre Fastenziele dem Abt: »Was aber der Einzelne als Opfer bringen will, unterbreite er seinem Abt. Es geschehe mit seinem Gebet und seiner Einwilligung […]«. (Die Regel des Hl. Benedikt, Kap. 49, 8)

Der Beginn des Fastens

»Mit der Tür ins Haus zu fallen« ist ein schlechter Einstieg in die Heilfastentage. Dass heißt, dass man im Hinblick auf die bevorstehende Nahrungsreduktion bei Tisch nicht noch einmal kräftig zulangen und dann von heute auf morgen das Essen einstellen sollte. Ihr Körper würde Ihnen dies verübeln. Vielmehr sollten Sie schon vor den eigentlichen Fastentagen leichtere Kost zu sich nehmen und auf Genussmittel möglichst verzichten. So gleitet man allmählich in die eigentlichen Fastentage hinein.

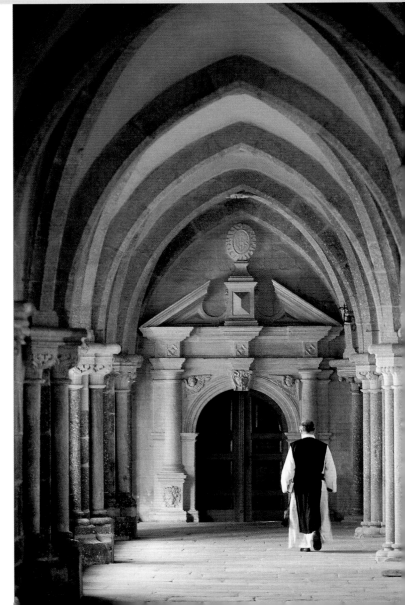

Essverhalten vor den Heilfastentagen

Heilfasten beginnt mit einem sanften Start. Das bedeutet, nicht mit der Tür ins Haus zu fallen und von heute auf morgen von reichhaltigem, fettem Essen auf Gemüsebrühe umzustellen. Wer den Fehler macht und sich im Hinblick auf die zu erwartende Nahrungsreduktion vorher noch einmal so richtig den Bauch voll schlägt, wird Probleme mit der Nahrungsumstellung haben. Vielmehr sollte man sich mental und in puncto Ernährung auf diese Zeit einstellen und bereits etwa vier Tage vor Beginn der Heilfastenkur kein schweres Essen mehr zu sich nehmen. Das bedeutet, die Vorräte in Kühlschrank und Küche rechtzeitig abzubauen; denn wenn Sie zu Hause fasten, stellt eine gefüllte Speisekammer eine große Versuchung dar.

Schritt für Schritt verzichten

Spätestens zwei Tage vor Beginn der Heilfastenkur sollte auf Genussmittel wie Nikotin, Koffein, Alkohol und Süßigkeiten sowie auf Fleisch verzichtet werden. Für starke Raucher wird es wohl kaum möglich sein, während dieser Tage das Rauchen ganz einzustellen. Sie sollten sich aber beim Rauchen genau beobachten, das könnte z.B. heißen, jedes Hinführen der Zigarette zum Mund und jeden Zug ganz genau wahrzunehmen oder die Zigarette vielleicht einmal nicht zu Ende zu rauchen. Durch diese Methode wird der Zigarettenkonsum ganz automatisch reduziert. Die Erfahrung zeigt, dass viele Raucher das Nikotin während der Heilfastentage ohnehin nicht mehr vertragen und somit von selbst auf die Zigaretten verzichten.

Was für den Zigarettenkonsum gilt, gilt für das Essen in den Tagen vor dem Heilfasten ganz besonders: Nehmen Sie die Nahrung ganz in Ruhe zu sich und ganz bewusst wahr. Jeder Bissen

»Spüre in dich hinein, was du dir und deinem Körper zumuten darfst. Hüte dich jedoch vor Übertreibung und erzwinge nichts. Denke auch an das veräußerlichte ›Fasten und Beten‹, das Jesus anprangert.« (Hl. Basilius, Regel 46)

sollte so lange gekaut werden, bis er im Mund flüssig ist. Die grobe Faustregel besagt 30-mal. Achten Sie dabei ganz genau auf den Geschmack der Speisen.

»Die Mahlzeiten, die du einnimmst, sollten von einer gewissen Kultur begleitet sein – auch dann, wenn du dich allein zu Tisch setzt. Nimm dir zum Essen genügend Zeit und danke dem Geber alles Guten«, schrieb Augustinus (354–430), auf dessen Regeln sich die Augustinerorden beziehen, in seinen Ausführungen zum Fasten.

Entlastungstag vor dem Fasten

Spätestens einen Tag vor Beginn der Heilfastenkur muss die Ernährung umgestellt werden. Es ist wichtig, den Darm zu entlasten und nur noch entschlackende Kost zu sich zu nehmen. Der Entlastungstag vor der Kur hat bereits deutlich entwässernde Wirkung. Sie haben dabei mehrere Möglichkeiten, diesen Tag zu gestalten.

Obsttag

Ein Obsttag hat den Vorteil, dass die letzten im Darm verbleibenden Speisereste aus Zellulose bestehen. Diese gären nicht so leicht wie Getreide (Glukose) und faulen nicht wie Fleisch (tierisches Eiweiß). Gärende oder faulende Darmrückstände können Kopfschmerzen, schmerzhafte Blähungen und Durchfälle verursachen.

Einen Obsttag führen Sie am besten folgendermaßen durch:

- Essen Sie viermal am Tag ausschließlich Obst – morgens nach dem Aufstehen, zur Frühstückszeit, mittags und am Abend. Insgesamt sollten es etwa 1,5 Kilogramm Früchte sein.
- Geeignet sind alle Obstsorten, welche die Darmtätigkeit anregen, beispielsweise ungeschälte Äpfel, Pflaumen, Orangen, Pfirsiche oder Aprikosen. Im Winter, wenn das Obstangebot

---

Wenn Sie regelmäßig Medikamente nehmen müssen, sollten Sie vor Beginn der Heilfastenkur mit Ihrem Arzt absprechen, wie die Einnahme während der Fastentage zu erfolgen hat. Durch die Nahrungsreduktion kann die Wirkung von Arzneimitteln – z. B. gegen Bluthochdruck oder Diabetes – verstärkt werden. Es treten dadurch möglicherweise Probleme auf.

etwas kleiner ist, bietet sich auch köstliches und nahrhaftes Trockenobst wie Feigen, Backpflaumen, Aprikosen oder Datteln an.
- Nicht geeignet sind Obstsorten, die Verstopfung hervorrufen können, z.B. Bananen.
- Das Obst muss gründlich und ganz bewusst gekaut werden.
- Trinken Sie über den Tag verteilt mindestens zwei Liter ungesüßten Kräutertee sowie zusätzlich ein bis zwei Liter Wasser in Zimmertemperatur, das mit dem Saft einer halben Zitrone oder kleinen Stückchen einer Ingwerwurzel angereichert werden kann.

Reistag

Auch Reis eignet sich hervorragend zur Entlastung vor den Heilfastentagen.
- Essen Sie dreimal am Tag – morgens, mittags und abends – je 50 Gramm gekochten Reis, bevorzugt Vollkornreis. Salzen Sie ihn nicht, denn ungesalzener Reis entzieht dem Körper Salz, dadurch wird Wasser freigesetzt, das ausgeschieden wird. Ein erster Schritt zum Entschlacken.

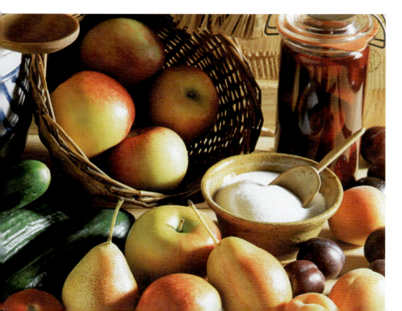

Ein Entlastungstag mit Obst und Gemüse ist nicht nur vor den Fastentagen ein Geschenk für den Körper. Kaufen Sie möglichst nur Früchte der Saison – sie enthalten alle nötigen Vitamine, Mineralien und Ballaststoffe.

- Morgens und abends können Sie den Reis mit gedünsteten Äpfeln oder Apfelmus – beides ungesüßt – anreichern. Mittags können Sie gedünstetes Gemüse oder enthäutete und gekochte Tomaten dazugeben.
- Trinken Sie auch am Reistag über den Tag verteilt mindestens zwei Liter ungesüßten Kräutertee und ein bis zwei Liter Wasser in Zimmertemperatur.

Rohkosttag

Die dritte Möglichkeit, einen Entlastungstag vor der eigentlichen Heilfastenkur durchzuführen, ist der Rohkosttag.

- Essen Sie zum Frühstück gemischtes Obst wie beim Obsttag oder ein Bircher Müsli.
- Alternativ können Sie sich auch ein Müsli nach eigenem Gusto zubereiten. Bitte verzichten Sie dabei aber auf stark zuckerhaltige Fertigmüslis.
- Mittags und abends gibt es eine Rohkostplatte: Blattsalate kombiniert mit geraspelten Möhren, Kohlrabi, Rettich oder sonstigem Wurzelgemüse und etwas rohem Sauerkraut.
- Alternativ können Sie am Abend auch eine Gemüsebrühe zu sich nehmen.
- Beim Trinken gilt das Gleiche wie beim Obst- und Reistag.

Ein Salat mit vielen frischen Kräutern ist der ideale Begleiter eines Rohkosttags, den Sie zur Entlastung vor und gelegentlich auch nach dem Fasten immer wieder einlegen können.

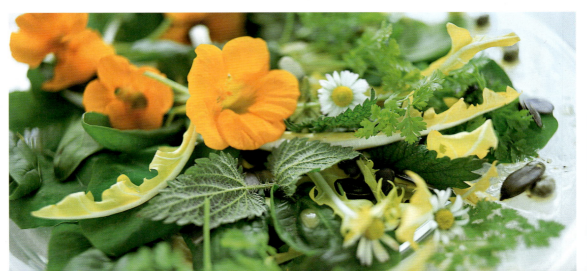

OBST, GEMÜSE UND GETREIDE

Dinkeltag

Auch ein Tag, an dem Sie nur Dinkel zu sich nehmen, dient der Entlastung. Das Dinkelfasten geht auf die Hl. Hildegard zurück. Die Speisenfolge eines Entlastungstags kann dabei folgendermaßen aussehen (Rezepte auf S. 83):

- Frühstück: Dinkelkörnermus
- Mittagessen: Zucchini-Küchlein
- Abendessen: Mangoldsuppe
- Trinken: wie bei den anderen Entlastungstagen

Auch innerlich »entschlacken«

Der Entlastungstag soll auch der inneren Vorbereitung auf die eigentlichen Fastentage dienen. Reservieren Sie sich etwa dreimal am Tag mindestens jeweils zehn Minuten Ruhezeit, in der Sie meditieren, etwas Beschauliches lesen oder kontemplative Musik bewusst hören.

Am Morgen hilft Ihnen diese Phase, nicht einfach in den Tag »hineinzufallen«, sondern sich zu überlegen, was Sie von ihm erwarten. Mittags ist »Halbzeit« – ein guter Grund, um eine Pause einzulegen. Vor dem Einschlafen schließlich ist es wichtig, einen »Schlussstrich« zu ziehen, um unbelastet zu Bett gehen zu können. Um diese Zeitpunkte nicht einfach zu übergehen, können Sie sich akustische Erinnerungsstützen suchen. Für die Klosterleute ist dies beispielsweise das Glockenläuten.

Am Entlastungstag sollten Sie sich auch reichlich an der frischen Luft bewegen. Eine Stunde Spaziergang am Abend z.B. ist ein schöner Tagesabschluss und gleichzeitig eine gute Vorbereitung auf die Nachtruhe.

Wenn Sie ein Fastentagebuch führen möchten, sollten Sie bereits am Entlastungstag damit beginnen; er ist der Einstieg in die Heilfastenzeit und ein Tag, an dem bereits alles anders läuft als Sie es gewohnt sind. Es lohnt sich, dies schriftlich festzuhalten.

Tipp

Das Fastentagebuch bietet die Chance, etwas schriftlich »abzugeben« und sich dadurch den Kopf freizumachen. Notieren Sie beispielsweise: Wie fühle ich mich heute? Was denke ich? Was lief vielleicht nicht so gut? Was war positiv? Es ist wichtig, den Eintrag positiv abzuschließen – dann sind sie für den nächsten Tag motiviert!

Die Darmreinigung

Der erste Fastentag beginnt mit der Darmreinigung. Während der Heilfastenkur sollte dieser Vorgang alle zwei Tage wiederholt werden. Danach zu Hause bleiben, damit einen der Drang zur Toilette nicht unterwegs böse überrascht.

Zur Darmreinigung gibt es verschiedene Methoden.

F. X. Passage

Diese Form der Darmreinigung ist für Menschen mit normaler Verdauung geeignet. Zwei bis drei Teelöffel mit wenig heißem Wasser aufgießen und umrühren (schäumt!). Anschließend lauwarmes Wasser dazugeben, bis insgesamt 1/4 Liter Flüssigkeit erreicht ist. Möglichst zügig austrinken. Zur Geschmacksverbesserung können Sie vor und nach dem Trinken jeweils eine Scheibe Zitrone auslutschen oder Tee trinken. Nach etwa ein bis drei Stunden erfolgen normalerweise mehrere durchfallartige Entleerungen. Sie können die Darmreinigung mit F. X. Passage jeden zweiten Tag wiederholen oder alternativ anschließend alle zwei Tage Sauerkraut- oder Pflaumensaft zu sich nehmen.

Glaubersalz

Das in Apotheken erhältliche Glaubersalz ist vor allem für Menschen empfehlenswert, die unter häufiger Verstopfung leiden. Personen mit normalem Gewicht geben 30 Gramm Glaubersalz auf 1/2 Liter warmes Wasser. Um dem ganzen einen etwas besseren Geschmack zu geben, können Sie frischen Zitronensaft dazugeben. Wenn Sie zu Verstopfung neigen, geben Sie 40 Gramm Glaubersalz auf 3/4 Liter warmes Wasser. Personen mit häufigem Durchfall nehmen nur 20 Gramm Glaubersalz. Langsam eingießen, da das Salz schäumt. Möglichst zügig trinken.

Info

Zwar nimmt man während der Heilfastenphase keine feste Nahrung mehr zu sich, aber in den Fasern der Darmwand, den so genannten Zotten, sitzt noch der Brei von alten Speiseresten, und es lösen sich abgestorbene Zellen der Darmschleimhaut, die ausgeschieden werden müssen. Giftstoffe sind im Körper an Fett und Eiweiß im Bindegewebe gebunden. Sie werden während des Heilfastens abgebaut. Die Bindung löst sich, und die Giftstoffe werden durch Darm, Nieren und Haut ausgeschieden.

Einlauf

Wenn Sie das Trinken von mit Glaubersalz versetztem Wasser große Überwindung kostet, sollten Sie darauf verzichten und den Einlauf ausprobieren. In der Apotheke gibt es fertige Einläufe (Klistiere) zu kaufen. Sie müssen nur das Schlauchende mit dem Einführstutzen leicht mit Vaseline bestreichen und dann so weit wie möglich in den After einführen. Am günstigsten ist es, wenn Sie sich dabei auf den Rücken legen und die Beine spreizen und hoch lagern. Der Klistierbeutel kann z.B. an einer Türklinke befestigt werden, damit die Flüssigkeit ohne Probleme einlaufen kann. Eventuell den Beutel etwas drücken, damit er sich besser entleert.

Einlauf mit dem Irrigator

Sie können sich auch einen Klistierbehälter (Irrigator) mit dazugehörigem Schlauch und Einführstutzen in der Apotheke besorgen. Das Irrigatorgefäß wird mit einem Liter Flüssigkeit gefüllt, die nicht wärmer als die Körpertemperatur sein sollte. Verwenden Sie dafür entweder reines Wasser oder mit Kräutersud versetztes (drei Teelöffel Ringelblumen- oder Kamillenblüten mit einer Tasse heißem Wasser übergießen und zehn Minuten ziehen lassen).
Führen Sie vor der Anwendung einen Probelauf mit reinem Wasser in die Toilette, bis sich keine Luftblasen mehr im Schlauch befinden. Klemmen Sie den Schlauch anschließend mit einer Metallklammer ab, und füllen Sie ihn mit dem für die Entleerung vorgesehenen Wasser. Hängen Sie das Irrigatorgefäß an eine Türklinke, fetten Sie den Schlauchstutzen mit Vaseline oder Johanniskrautöl ein, führen Sie ihn so weit wie möglich in den After ein, und lösen Sie die Schlauchklammer. Atmen Sie ruhig, und lassen Sie das Wasser kontinuierlich einlaufen. Nach wenigen Minuten werden Sie Stuhldrang verspüren. Für viele Fastende ist dies die schonendste Art der Darmreinigung.

> Das Trinken von Sauerkraut- oder Pflaumensaft ist für die Darmreinigung während der Fastentage empfehlenswert, nicht für den Start. Ein Glas (0,2 Liter) Saft – alternativ auch Buttermilch oder Molke in gleicher Menge – wird in diesem Fall die Darmentleerung fördern. Wiederholen Sie den Vorgang alle zwei Tage.

> Wer die Darmreinigung noch effektiver durchführen möchte, kann Einlauf und das Trinken der Flüssigkeit mit F.X. Passage kombinieren. So erfolgt quasi eine Reinigung von »oben« und »unten«.

Die Fastenwoche

Das »rechte Maß« während der Heilfastentage muss jeder für sich selbst herausfinden. Wichtig ist jedoch, in jedem Fall ausreichend Flüssigkeit in Form von Wasser, Kräutertees und Brühen zu sich zu nehmen. Daneben ist der Wechsel von Ruhe- und Bewegungsphasen von Bedeutung. Hier gibt der Körper in der Regel aber eindeutige Signale. Während man in den ersten beiden Tagen meist eher das Bedürfnis nach Ruhe hat, erwachen danach die Lebensgeister wieder, und es drängt einen nach draußen.

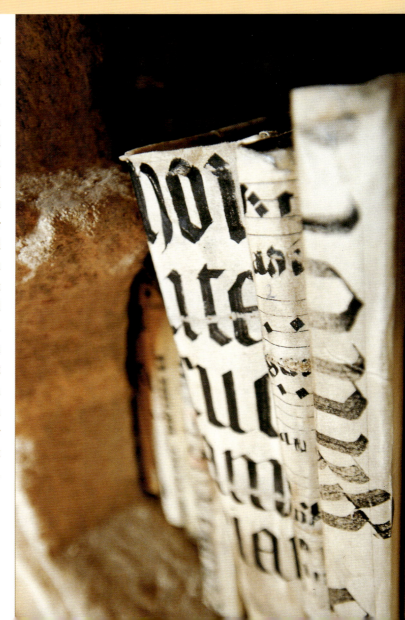

Eine gute Vorbereitung ist das A und O

Die eigentliche Heilfastenwoche sollte aus mindestens sechs Tagen bestehen, an denen Sie keine feste Nahrung zu sich nehmen. Mindestens drei Liter Flüssigkeit täglich in Form von Brühen, Kräutertee und Wasser sind während der Heilfastenzeit notwendig.

Es ist wichtig, den Ablauf dieser Tage vorher zu planen, den Tag zu strukturieren und gewisse Fixpunkte über den Tag zu verteilen. Dies sind zum einen die »Mahlzeiten«, die immer zur gleichen Zeit eingenommen werden sollten. Zum anderen sollte ein Wechsel zwischen Ruhephasen, Bewegungsphasen und Zeiten, in denen Sie Ihre Sinne schärfen, stattfinden. Diese Zeiten sind in den Tabellen auf den folgenden Seiten unter der Rubrik »Mit allen Sinnen – Riechen, Hören, Sehen« aufgeführt.

Während der Heilfastentage sind die Sinne sehr viel sensibler als in der übrigen Zeit des Jahres. Es wird Ihnen auffallen, dass Sie intensivere Geruchs-, Geschmacks- und Hörwahrnehmungen haben. Dies sind ungewohnte, aber sehr bereichernde Erfahrungen. Die Heilfastentage geben Ihnen die Möglichkeit, diese positiven Impulse auszukosten.

Das Trinken ist das A und O des Fastens. Nehmen Sie mindestens zwei bis drei Liter Flüssigkeit pro Tag zu sich, am besten Wasser und Kräuter- oder Früchtetees. Auch Gemüsebrühen sind während des Fastens »erlaubt« (siehe auch Fastenpläne auf den nachfolgenden Seiten).

Ablauf der sechs Heilfastentage

Die Tagesstrukturen auf den Seiten 48 bis 59 verstehen sich als Vorschläge. Grundsätzlich muss jeder selbst herausfinden, welcher Rhythmus ihm am besten entspricht. Schade wäre es nur, wenn Sie einfach in den Tag hineinlebten und die Chancen nicht nutzten, die Ihnen die geschenkte Zeit und die neu gewonnene Energie bieten. Die Rezepte zu den vorgeschlagenen Brühen, Tees und Anwendungen finden Sie auf den Seiten 83ff.

»Nur eine gesunde Seele kann in einem gesunden Körper ihre Arbeit verrichten.«
(Hildegard von Bingen)

1. Fastentag

	Für den Körper Nahrung	Für den Körper Innere Reinigung	Für den Körper Äußere Reinigung
Nach dem Aufwachen	1 Tasse Apfeltee (ca. 2 Min. ziehen lassen)	Darmreinigung, danach ruhen mit Wärmflasche	Warme Dusche, kalt abschließen, Wasserstrahl von den Extremitäten in Richtung Herz
Zur Frühstückszeit	2 Tassen Rotbuschtee		
Am Vormittag	Lauwarmes Wasser (evtl. mit dem Saft von 1/2 Zitrone)		
Mittags	Gemüsebrühe mit klein gehackter Petersilie		
Nach dem Mittagstisch	Lauwarmes Wasser (evtl. mit dem Saft von 1/2 Zitrone)		
Teezeit	2 Tassen Früchtetee, z. B. Hagebutten		
Abendtisch	Gemüsebrühe		
Vor dem Zubettgehen	2 Tassen Passionsblumen- oder Malventee	Warmes Fußbad (evtl. mit etwas Salz aus dem Toten Meer)	

ERSTER FASTENTAG

Für Körper und Geist	Für den Geist	Für die Seele	Mit allen Sinnen
Ruhe und Bewegung	Lektüre aus dem Erfahrungsschatz der Klosterleute	Entspannung, Meditation	Riechen, Hören, Sehen
Dehn- und Streckübungen im Bett			
			Kontemplative Musik (auch Klassik)
Mindestens 1/2 Stunde spazieren oder Streckübungen bei offenem Fenster (wichtig ist jetzt frische Luft)	Aus der Bibel, z. B.: Gottes Bund mit Abraham (AT, Genesis 15, 1–21)	15 Min. Meditation mit Atemübungen	
			Kontemplative Musik
Mittagsschlaf mit Leberwickel; danach dehnen und strecken			
		15 Min. Meditation	Aromatherapie mit Sandelholzöl
			Kontemplative Musik
1/2 Stunde Spaziergang bei jeder Witterung	Fastentagebuch schreiben: ■ Was nehme ich mit? ■ Habe ich ein Stück von mir selbst gefunden? ■ Mehr innere Ruhe?		

2. Fastentag

	Für den Körper Nahrung	Für den Körper Innere Reinigung	Für den Körper Äußere Reinigung
Nach dem Aufwachen	1 Tasse Weißdorntee	Urinfarbe nicht heller als sonst: dann mehr trinken	Gesicht kalt abwaschen und kräftig frottieren
Zur Frühstückszeit	1 Glas Sauerkrautsaft		Bürstenmassage nach der Meditation
Am Vormittag	Lauwarmes Wasser (evtl. mit kleinen Ingwerwurzelstückchen)		
Mittags	Klare Dinkelbrühe		
Nach dem Mittagstisch	Lauwarmes Wasser (evtl. mit kleinen Ingwerwurzelstückchen)		
Teezeit	2 Tassen Holunderblütentee		
Abendtisch	Gemüsebrühe		
Vor dem Zubettgehen	2 Tassen Zitronenmelissentee		Warmes Fußbad

ZWEITER FASTENTAG

Für Körper und Geist	Für den Geist	Für die Seele	Mit allen Sinnen
Ruhe und Bewegung	Lektüre aus dem Erfahrungsschatz der Klosterleute	Entspannung, Meditation	Riechen, Hören, Sehen
Dehnübungen im Bett; danach Tau- oder Rasentreten			
Nach Bürstenmassage ruhen			Kontemplative Musik
	Aus der Bibel: Der Auszug aus Ägypten, Auf dem Weg zum Sinai (AT, Das Buch Exodus 15, 22–17, 16)	15 Min. Meditation	Farben zur Hand nehmen und etwas malen
			Kontemplative Musik
Mittagsschlaf mit Leberwickel, danach kleiner Spaziergang – auf jeden Fall frische Luft			
	Anselm Grün: Fasten	15 Min. Meditation	Aromatherapie mit Rosenöl
			Kontemplative Musik
1/2 Stunde Spaziergang bei jeder Witterung	Fastentagebuch schreiben: ■ Was nehme ich mit? ■ Maßhalten? ■ Innehalten? ■ Durchhalten?		

3. Fastentag

	Für den Körper Nahrung	Für den Körper Innere Reinigung	Für den Körper Äußere Reinigung
Nach dem Aufwachen	1 Tasse Brennnesseltee	Darmreinigung	
Zur Frühstückszeit	2 Tassen Salbeitee		Warme Dusche, kalt abschließen, danach Körper bürsten und ölen
Am Vormittag	Lauwarmes Wasser (evtl. mit dem Saft von 1/2 Zitrone)		
Mittags	Tomatenbrühe		
Nach dem Mittagstisch	Lauwarmes Wasser (evtl. mit dem Saft von 1/2 Zitrone)		
Teezeit	2 Tassen Hagebuttentee		
Abendtisch	Kürbisbrühe		
Vor dem Zubettgehen	2 Tassen Passionsblumentee		Warmes Armbad

DRITTER FASTENTAG

Für Körper und Geist	Für den Geist	Für die Seele	Mit allen Sinnen
Ruhe und Bewegung	Lektüre aus dem Erfahrungsschatz der Klosterleute	Entspannung, Meditation	Riechen, Hören, Sehen
Dehnübungen im Bett; danach Wassertreten in der Badewanne			
Vor dem Duschen Nordic Walking			Kontemplative Musik
Nach dem Frühstück ruhen, anschließend auf dem Rücken liegend Rad fahren	Aus der Bibel: Elijas Flucht in die Wüste (Buch der Könige 1, 19)	15 Min. Meditation	Frische Blumen kaufen und die Wohnung damit dekorieren; etwas basteln
			Kontemplative Musik
Mittagsschlaf mit Leberwickel, anschließend Spaziergang von mindestens 1 Stunde bei jeder Witterung			
	Die Regel des Hl. Benedikt	15 Min. Meditation	Fotos von den letzten Ferien ansehen
			Kontemplative Musik
1/2 Stunde Spaziergang bei jeder Witterung	Fastentagebuch schreiben: ■ Erleichterung? ■ Gelassenheit? ■ Mut zum Loslassen?		

4. Fastentag

	Für den Körper Nahrung	Für den Körper Innere Reinigung	Für den Körper Äußere Reinigung
Nach dem Aufwachen	1 Tasse Rosmarintee	Spontaner Stuhlgang selten; wenn Urin nicht hell: mehr trinken; Schweiß- und Mundgeruch normal	Dusche mit Arm- und Schenkelgüssen, kalt abschließen
Zur Frühstückszeit	2 Tassen Brennnesseltee		
Am Vormittag	Lauwarmes Wasser (evtl. mit Ingwerwurzelstückchen)		
Mittags	Klare Dinkelsuppe		
Nach dem Mittagstisch	Lauwarmes Wasser (evtl. mit Ingwerwurzelstückchen)		
Teezeit	2 Tassen Holunderblütentee mit 1 Teelöffel Honig		Saunabesuch, den Körper abbürsten und einölen
Abendtisch	Kartoffelbrühe		
Vor dem Zubettgehen	2 Tassen Fastentee		Fußmassage

VIERTER FASTENTAG

Für Körper und Geist	Für den Geist	Für die Seele	Mit allen Sinnen
Ruhe und Bewegung	**Lektüre aus dem Erfahrungsschatz der Klosterleute**	**Entspannung, Meditation**	**Riechen, Hören, Sehen**
Dehnübungen im Bett; Tautreten, auf jeden Fall an die frische Luft			
			Kontemplative Musik
Die Lebensgeister erwachen: Bücherregale ordnen und aussortieren, vielleicht stößt man auf interessante Lektüre	Die Regel des Hl. Benedikt	15 Min. Meditation nach der körperlichen Tätigkeit – evtl. Eutonie, d. h. Spannungen im Körper ausgleichen, damit sich Blockaden lösen	
			Kontemplative Musik
Mittagsruhe mit Leberwickel			
	Die Weisheit der Wüstenmönche	15 Min. Meditation nach der Sauna	
			Kontemplative Musik und Aromatherapie mit Lavendelöl
1/2 Stunde Spaziergang bei jeder Witterung	Fastentagebuch schreiben: ■ Konzentration auf das Wesentliche?		

5. Fastentag

	Für den Körper Nahrung	Für den Körper Innere Reinigung	Für den Körper Äußere Reinigung
Nach dem Aufwachen	1 Tasse Brennnesseltee	Darmreinigung	
Zur Frühstückszeit	2 Tassen Rotbuschtee		Dusche mit Arm- und Schenkelgüssen, kalt abschließen, danach bürsten und ölen
Am Vormittag	Lauwarmes Wasser (evtl. mit dem Saft von 1/2 Zitrone)		
Mittags	Kürbisbrühe		
Nach dem Mittagstisch	Lauwarmes Wasser (evtl. mit dem Saft von 1/2 Zitrone)		
Teezeit	2 Tassen Hagebuttentee		Schwimmen gehen nach der Mittagsruhe
Abendtisch	Tomatenbrühe		
Vor dem Zubettgehen	2 Tassen Passionsblumentee		

FÜNFTER FASTENTAG

Für Körper und Geist	Für den Geist	Für die Seele	Mit allen Sinnen
Ruhe und Bewegung	**Lektüre aus dem Erfahrungsschatz der Klosterleute**	**Entspannung, Meditation**	**Riechen, Hören, Sehen**
Dehnübungen im Bett; Wassertreten			
Vor dem Duschen Nordic Walking			Kontemplative Musik
Im Garten arbeiten: Hecken schneiden, Laub zusammenkehren, buddeln	Hl. Hildegard, Heilung an Leib und Seele	15 Min. Meditation nach der Gartenarbeit	Sich an den Farben des Gartens erfreuen
			Kontemplative Musik
Mittagsruhe mit Leberwickel			
	Hl. Hildegard, Heilung an Leib und Seele	15 Min. Meditation	Musik: Gregorianische Gesänge
			Aromatherapie mit Rosenöl
1/2 Stunde Spaziergang bei jeder Witterung	Fastentagebuch schreiben: ■ Neue Energie? ■ Mehr Verständnis für meine Umwelt? ■ Spiritualität?		

6. Fastentag

	Für den Körper Nahrung	Für den Körper Innere Reinigung	Für den Körper Äußere Reinigung
Nach dem Aufwachen	1 Tasse Hagebuttentee	Am letzten Tag nochmals Darmreinigung	
Zur Frühstückszeit	1 Glas Pflaumensaft		Warme Dusche, kalt abschließen
Am Vormittag	Lauwarmes Wasser (evtl. mit einigen Ingwerwurzelstückchen)		
Mittags	Gemüsebrühe		
Nach dem Mittagstisch	Lauwarmes Wasser (evtl. mit einigen Ingwerwurzelstückchen)		Nach der Mittagsruhe Ausflug oder Wanderung oder Besichtigung in näherer Umgebung
Teezeit	2 Tassen Salbeitee		Entspannungsvollbad nach Ausflug
Abendtisch	Kartoffelbrühe		
Vor dem Zubettgehen	2 Tassen Melissentee		

SECHSTER FASTENTAG

Für Körper und Geist	Für den Geist	Für die Seele	Mit allen Sinnen
Ruhe und Bewegung	Lektüre aus dem Erfahrungsschatz der Klosterleute	Entspannung, Meditation	Riechen, Hören, Sehen
Dehnübungen im Bett; Fußgymnastik			
			Kontemplative Musik
Wohnung entrümpeln und Dinge wegwerfen, die man schon lange nicht mehr braucht	Die Regeln des Hl. Augustinus: Kap. Fasten – Der Weg zur Mitte	15 Min. Meditation nach den Aufräumarbeiten	Ein interessantes Wortprogramm im Radio hören oder gute DVD ansehen
			Kontemplative Musik
Mittagsruhe mit Leberwickel			
	Die Regeln des Hl. Augustinus	15 Min. Meditation	Sich eine Tischdekoration für die Tage nach der Heilfastenkur ausdenken
			Kontemplative Musik
1/2 Stunde Spaziergang bei jeder Witterung	Fastentagebuch schreiben: ■ Neu aufgetankt? ■ Bewegung erfreulich? ■ Erfahrungen? ■ Ziele?		

Fastenkrisen in den Griff bekommen

Wie die Menschen die Fastentage erleben, ist sehr unterschiedlich: Die einen fühlen sich ausgeglichen, aktiv und rundum wohl, andere erleben besonders die ersten drei Tage der Fastenwoche als ausgesprochene Krise und möchten am liebsten abbrechen. Am häufigsten wird es vorkommen, dass Sie sich einmal so und einmal so fühlen – wichtig ist, dass Sie Ihr inneres Gleichgewicht finden.

> Das Wort Krise bedeutet Wendepunkt, der Höhepunkt in einer Entscheidungssituation, die man selbst positiv für sich beeinflussen kann. Deshalb gilt: Das Fasten nicht abbrechen, wenn Schwierigkeiten auftauchen – außer es sprechen medizinische Gründe dafür.

Was gut tut und was belastet

»Alles aber geschehe […] maßvoll,« schrieb der Hl. Benedikt in seiner Regel (Kap. 48, 9). Immer wieder weist er auf die Ausgewogenheit hin. Nichts im Leben sollte in Extreme verfallen, nichts nur nach einer Seite ausschlagen. Dieses Leitmotiv gilt in ganz besonderer Weise auch für die Fastenwoche. In diesem Sinn ist das Sechs-Tage-Programm zu verstehen. Niemand soll sich in diesen Tagen überlasten, jeder muss ausprobieren, was ihm besonders gut tut und womit er Schwierigkeiten hat.

Wichtig ist die Ausgewogenheit zwischen Bewegung und Ruhe. Auch wenn Sie in den ersten Tagen der Heilfastenkur ein größeres Schlafbedürfnis haben: Lassen Sie die Spaziergänge am Nachmittag und Abend nicht einfach unter den Tisch fallen! Wichtig ist auch die Ausgewogenheit zwischen geistiger und seelischer Nahrung. Wer Bücher verschlingt, weil der Kopf frei ist und die Zeit dafür zur Verfügung steht, sollte nicht vergessen, zwischendurch zu meditieren – über die Lektüre nachzudenken beispielsweise oder seiner inneren Befindlichkeit auf den Grund gehen. Wichtig ist es darüber hinaus, seinem Körper nicht nur innerlich etwas Gutes zu tun, indem man entschlackt, sondern auch eine äußerliche Reinigung vorzunehmen – in Form von Bürstenmassagen beispielsweise oder durch Einölen des Körpers. Die Heilfastentage bieten Zeit und Chance, den eigenen Bedürfnissen und Interessen einmal wirklich auf den Grund zu gehen. Vielleicht entdecken Sie Dinge in Ihrem Jahresprogramm, auf die Sie eigentlich verzichten können, oder ungeahnte Talente, die bisher verschüttet waren.

Wenn Hunger, Kopfschmerzen und schlechte Laune kommen

Das Wort »Krise« bedeutet Wendepunkt, den Höhepunkt in einer Entscheidungssituation, die man selbst positiv für sich beeinflussen kann. Deshalb gilt: Brechen Sie das Fasten nicht ab, wenn Schwierigkeiten auftauchen – es sei denn, es sprechen

Besinnung auf das eigene Können

Sicherlich sind Sie während der Heilfastentage mit Ihren Schwächen konfrontiert worden. Sicherlich haben Sie aber auch Ihre Stärken wieder einmal vor Augen geführt bekommen. Notieren Sie sich die entsprechenden Punkte in einer Liste:

Schwächen sehen	**Stärken entdecken**
Wann fühle ich mich besonders schwach?	Was finde ich gut an mir?
Was bereitet mir Probleme:	Welche neuen Qualitäten habe ich entdeckt:
mit dem Partner	hinsichtlich meiner Mitmenschen
in der Familie	mit meinem Partner
im Beruf	in der Familie
mit meinen Mitmenschen	im Beruf
in meiner Umgebung	im Hinblick auf Freizeitaktivitäten

medizinische Gründe dafür. Denn wer die ersten kleinen Hürden einmal überwunden hat, wird sicherlich langfristig von diesen Tagen profitieren und kann mit Recht stolz auf sich sein, wenn er es geschafft hat. Gemäß der Erkenntnis des Hl. Augustinus (350–430): »Du verzichtest auf etwas nicht des Verzichtes wegen, sondern um dich selbst zu stärken und dunklen zerstörerischen Kräften besser Widerstand leisten zu können [...] Beim Fasten, der Enthaltsamkeit und dem Verzicht geht es nicht darum, ungesteuertes und triebhaftes Verhalten abzutöten, sondern zu ordnen und zu kultivieren.«

Vor allem in den ersten drei Heilfastentagen, den so genannten Umschalttagen, können bei manchen Fastenden leichte Befindlichkeitsstörungen auftreten. In der Regel bekommt man sie einfach in den Griff. Der Körper ist in den ersten Tagen durch die veränderte Nahrungszufuhr mit Umstellungen beschäftigt. Der Blutdruck sinkt ab, abgelagerte Gifte aus Fett- und Bindegewebe gelangen in den Kreislauf, und es passiert das, was bei einem Motor vorkommt, in dem verdrecktes Öl steckt: Er gerät ins Stottern. Beim Motor schafft ein Ölservice Abhilfe, und auch für Menschen gibt es bestimmte Methoden, um den Organismus wieder in Schwung zu bringen.

Achtung: Falls Sie regelmäßig Blutdruckmedikamente einnehmen, sollte Sie nicht nur vor der Fastenkur einen Arzt zurate ziehen, sonden auch an den Heilfastentagen selbst immer wieder Blutdruckkontrollen durchführen lassen.

Verminderter Blutdruck

Durch die Entwässerung sinkt in den ersten drei Tagen der Blutdruck, und es können leichte Schwindelgefühle sowie innere Unruhe auftreten. Folgende Maßnahmen wirken kreislaufstabilisierend:

- Kneippanwendungen wie Fuß- oder Armbäder
- Frische Luft
- Langsame Bewegung, kleine Spaziergänge
- Atemübungen
- Reichliches Trinken, z. B. Rosmarintee
- Hochgelagerte Beine (bei starkem Schwindel)

Gliederschmerzen

Diese Beschwerden können auftreten, da vermehrt Fettsäure in die Blutbahn gerät. Wenn bei zusätzlicher körperlicher Aktivität noch Milchsäure hinzukommt, entsteht der berüchtigte Muskelkater. Folgende Maßnahmen helfen:
- Feuchtwarme Umschläge
- Ansteigendes Fußbad
- Vermehrtes Trinken

Leichte Müdigkeit

Dass Sie in der Fastenzeit schneller ermüden oder ein Gefühl der Mattigkeit verspüren, ist völlig normal. Dies ist durch die Umstellungen im Gehirnstoffwechsel bedingt. Einige Schlucke Fruchtsaft oder ein halber Teelöffel Honig – ausnahmsweise und nicht als Dauereinrichtung während der Fastentage – helfen, die Müdigkeit in den Griff zu bekommen. Unterdrücken Sie sie aber auch nicht, sondern geben Sie dem erhöhten Schlafbedürfnis nach. Nach wenigen Tagen, wenn die Lebensgeister wieder erwachen, werden Sie weniger Schlaf brauchen als sonst und können die zusätzlichen Stunden für sich nutzen.

Kältegefühle

Wenn Sie während der Fastentage leichter frieren, helfen die klassischen Methoden:
- Warme Kleidung nach dem Zwiebelprinzip
- Wärmflasche
- Fußmassage: dabei die Füße in ein warmes Handtuch wickeln und kneten
- Warmes Fußbad mit Meersalz

Hungergefühle

Bei aufkommenden Hungergefühlen neigen viele Menschen dazu, das Fasten abzubrechen. Doch dagegen hilft:

Tipp

Während der Fastentage sollten Sie sich regelmäßig moderat bewegen. Übertreiben Sie es aber nicht: Ein Muskelkater sollte nicht entstehen.

- Erhöhung der Flüssigkeitszufur
- Zusätzliche Darmreinigung
- Vermehrte Bewegung, möglichst an der frischen Luft (regt den Stoffwechsel an und fördert die Entschlackung)
- Meditation
- Aufbauende Bücher
- Entspannende Musik
- Bewegung in der Natur: den Geräuschen lauschen und angenehme Düfte einatmen (Sauerstoffaufnahme und Säureabbau werden erhöht)
- Schöne Dinge im Fastentagebuch festhalten

Kopfschmerzen

Diese Beschwerden sind recht häufig und treten vor allem in den ersten drei Fastentagen auf. Sie entstehen häufig durch die verminderte Kochsalzzufuhr besonders bei Menschen, die vorher sehr salzhaltig gegessen haben (Wurst, Chips etc.). Möglicherweise kommen mit den Kopfschmerzen auch seelische Dinge in Ihnen hoch, die der genaueren Betrachtung bedürfen. Setzen Sie sich damit auseinander. Gegen die körperlichen Beschwerden helfen oft schon die folgenden Maßnahmen:

- Reichliches Trinken
- Schläfenmassage mit Pfefferminzöl
- Ruhe, Entspannung, Hochlegen der Beine

Mundgeruch

Mundgeruch ist während der Fastentage normal, vor allem mit der zunehmenden Entgiftungsreaktion des Körpers nach dem dritten Fastentag. So bekommen Sie ihn in den Griff:

- Häufiges Zähneputzen
- Zungenreinigung mit einer Bürste oder einem entsprechenden Schaber (in der Apotheke erhältlich)
- Kauen frischer Kräuter wie Petersilie oder Dill

Bei normalem – wenn auch unangenehmem – Mundgeruch während der Fastentage hilft auch eine Mundspülung mit Zitronensaft und Wasser. Ziehen Sie das mit Zitronensaft vermischte Wasser durch die Zähne und spucken Sie es anschließend aus.

Stimmungsschwankungen

Auch schlechte Laune kann während der ersten drei Fastentage vermehrt auftreten. So schaffen Sie Abhilfe:
- Sprechen Sie mit Gleichgesinnten oder verschaffen Sie sich kontemplative Ablenkung.
- Gehen Sie in die Natur und bewegen Sie sich dort.
- Legen Sie regelmäßig Ruhepausen ein.
- Schaffen Sie sich ein angenehmes und schönes Ambiente an Ihrem Fastenort.
- Führen Sie öfter einen Einlauf durch; er leitet Schlacken aus dem Körper und hellt dadurch die Stimmung auf.

Krisensituationen können, müssen aber nicht auftreten, vor allem nicht in gehäufter Form. Ihre Beschreibung soll nicht als Abschreckung dienen, sondern vielmehr zeigen, dass gewisse Symptome in diesen Tagen der Umstellung nachvollziehbare Reaktionen des Körpers sind, die man in den Griff bekommen kann. Sind diese Hürden erst einmal überwunden, erwachen die Lebensgeister wieder.

Ein angenehmes Ambiente ist wichtig, damit man sich während der Fastentage wohl fühlt. Schaffen Sie sich einen Rückzugsort, eine kleine Oase, denn äußeres Chaos fördert innere Unruhe.

Entlastung von Körper, Geist und Seele

Etwa nach dem dritten Fastentag werden Sie beginnen, die Entlastung auch körperlich zu spüren. Von einigen lästigen Pfunden und vielen Schadstoffen befreit, fühlen Sie sich leicht und unternehmungslustig. Die Lebensgeister erwachen. Sie könnten Bäume ausreißen.

Brauchten Sie in den ersten Heilfastentagen noch vermehrt Schlaf, so reichen jetzt häufig fünf bis sechs Stunden pro Nacht aus. Die gewonnene Zeit können Sie nutzen, beispielsweise für das Entrümpeln der Wohnung, für die Dinge, die Sie vielleicht immer schon einmal erledigen wollten, oder für das Überdenken des persönlichen Lebensrhythmus – gewissermaßen ein ganzheitliches Entrümpeln.

Positives festhalten

Falls Sie einen kleinen Durchhänger während der Fastentage haben, kann es auch helfen, sich zu notieren, welchen »Mehrwert« die Heilfastentage für Sie persönlich haben.

Wovon bin ich befreit:	Was gewinne ich:
Weniger Termine	Mehr Freiraum
Weniger reden	Mehr Aufmerksamkeit
Weniger Hektik	Mehr Lebensqualität
Weniger Leistung	Mehr Menschlichkeit
Weniger Komfort	Mehr Wesentliches
Weniger Lärm	Mehr Konzentration
Weniger Nahrung	Mehr Leichtigkeit

Lange Verschüttetes tritt zutage

Fasten kann man auch als ein Innehalten verstehen, welches das Versinken im Alltagstrott verhindert. Der Hl. Augustinus beschrieb dies im 4. Jahrhundert n. Chr. folgendermaßen: »Betrachte deinen Leib wie ein Reittier, dem du durch das Fasten Zügel anlegst.«

Während der Fastentage kommt es nicht nur zu einer körperlichen, sondern auch zu einer psychischen Entgiftung. Man träumt vermehrt. Durch die Träume kommt oft lange Vergrabenes zum Vorschein, das endlich verarbeitet werden will. Schreiben Sie Ihre Träume gleich nach dem Aufwachen in das Fastentagebuch. Nicht immer sind das angenehme Dinge, aber es gehört eben auch zum klösterlichen Heilfasten, sich diesen etwas unangenehmeren Dingen zu stellen und sich damit seelische Entlastung zu verschaffen. Oft fallen einem Lösungen für

Probleme ein, die man schon viel zu lange mit sich herumgetragen hat. Geist und Seele sind »entschlackt«, damit auch erneuert und zu neuen Ideen fähig.

Sie können die Traumbilder auch einfach nur anschauen, ohne sie zu bewerten. Sie kommen und gehen lassen. Durch das körperliche »Leer werden« wird man empfindlicher, aber auch empfindsamer. Das sollten Sie bei Begegnungen mit anderen Menschen in dieser Zeit mit berücksichtigen. Mit einem Spiegelbild verglichen sehen Sie sich sozusagen ungeschminkt ins Gesicht.

Seelisches Gleichgewicht

Basilius der Große (um 330–379), Begründer der gleichnamigen Ordensgemeinschaften, beschrieb in seinen monastischen Regeln die Bedeutung der Träume: »Beschreitest du einen kontemplativen Weg, wirst du wie von selbst in die Nähe Gottes geführt. Damit dir tiefere Zusammenhänge in der Schöpfung auf dem Weg zum Schöpfer einleuchten, musst du jedoch vorher das ablegen, was nicht zu dir gehört. Zu diesem Prozess der Befreiung und Reinigung gehören auch deine Träume. Ganz gleich, welchen Inhalt sie haben – ob du dich an sie erinnerst oder nicht –, nimm sie bejahend an in dem Wissen, dass sie den Weg freimachen in tiefere Bereiche deiner Seele.«

In solchen Situationen können auch einmal Tränen fließen. Lassen Sie sie laufen, denn auch sie spülen Verborgenes an die Oberfläche, das Geist und Seele belastet hat. Beim Fasten im Kloster sind die im Fasten erfahrenen Ordensleute oft hilfreiche Gesprächspartner. Sie können unterstützend helfen, wenn das seelische Gleichgewicht einmal aus dem Ruder zu laufen droht. Wer während der Heilfastentage noch zusätzliche Motivation braucht, sollte sich eine Gewichtskurve anlegen. Zwar sind die verlorenen Pfunde nur eine Komponente des Heilfastens, aber sie regen doch an, weiterzumachen und die Heilfastenkur zum gegebenen Zeitpunkt auch zu wiederholen.

> Die Heilfastentage sollten Sie auch als Chance nutzen, Ihr Innenleben zu »entrümpeln«. Sie werden sich erleichtert fühlen, ausgeglichener und sensibler gegenüber sich selbst und Ihrer Umwelt.

Nach dem Fasten

»Geh, wenn du dich zu Tisch gesetzt hast, einige Minuten in dich. Schließe die Augen und spüre die Stille in dir und deine körperliche und geistige Mitte. Nimm deinen Mund-, Schlund- und Rachenraum wahr. Sei ganz präsent in deinem Kehlkopf. Verharre einige Zeit in diesem Körperbereich – fühle ihn, ohne an etwas zu denken oder etwas Bestimmtes zu wollen. Dann öffne wieder die Augen und wende dich nach einem Tischgebet wieder deinen Speisen zu.« (Hl. Basilius, Regel 44)

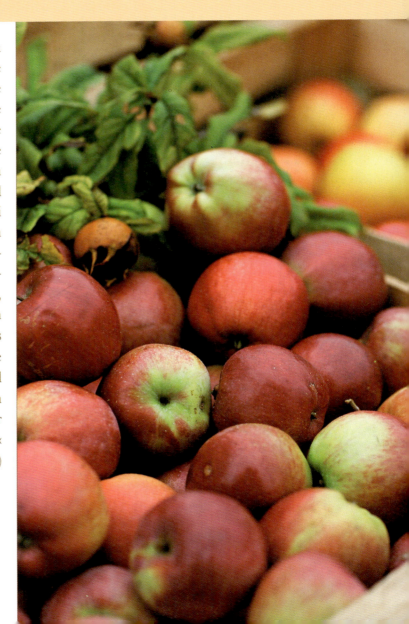

Fastenbrechen und Aufbautage

»Wenn dir an dem Ort, an dem du wohnst, eine Versuchung begegnet, so verlasse diesen Ort nicht, solange sie währt. Denn wohin du auch gehst, wirst du das wiederfinden, vor dem du geflohen bist«, schrieben in vorchristlicher Zeit die alten Wüstenmönche (Die Weisheit der Wüstenmönche, S. 23).

Sie haben es geschafft!

Am Ende der Fastenwoche dürfen Sie – ohne Überheblichkeit – ruhig ein wenig stolz auf sich sein. Auf Ihr Durchhaltevermögen, darauf, sich zurückgenommen zu haben, und auch darauf, verzichten zu können. Manch einer wird durch die inneren und äußeren Reinigungsprozesse so euphorisch sein, dass er am liebsten weitermachen möchte. Aber wie sagte es bereits der Hl. Benedikt: »Alles im rechten Maß.« Auch im Fasten sollte man nicht übertreiben und diese Tage als eine besondere Zeit im Jahreslauf sehen, die eben nicht »alltäglich« ist. Umso wertvoller wird sie, und umso mehr freut man sich auf die nächste Heilfastenphase.

Langsam wieder anfangen

Die Aufbautage sind genauso wichtig wie die Heilfastentage selbst. Für die Aufbauzeit benötigt man mehr Tage als für die Entlastung vor Beginn der Heilfastenphase. Die Faustregel besagt: die Hälfte der eigentlichen Heilfastentage. Denn der Körper stellt sich viel langsamer auf den Beginn des Essens ein als auf das Ausbleiben desselben.

Nun heißt es, Abschied nehmen vom Fasten – einer der schönsten und sinnlichsten Momente. Das Fastenbrechen sollte zelebriert werden: mit einem geriebenen, einem gedünsteten oder

Der Hl. Basilius schrieb im 4. Jahrhundert n. Chr.: »Von Zeit zu Zeit zu fasten ist etwas sehr Heilsames […] Spüre in dich hinein, was du dir und deinem Körper zumuten darfst. Hüte dich jedoch vor Übertreibung und erzwinge nichts.« (Regel 46)

NACH DEM FASTEN

Für das Fastenbrechen und die Zeit danach gilt: Essen Sie in Ruhe und kauen Sie jeden Bissen so lange, bis er flüssig ist. Essen Sie bewusst und nicht nebenbei. Trinken Sie mindestens zwei Liter Wasser, Früchte- oder Kräutertee pro Tag und gehen Sie generell alles mit mehr Ruhe an.

einem ganzen Apfel. Machen Sie das Fastenbrechen zu einer regelrechten Meditation:
- Ich betrachte den Apfel.
- Ich rieche an ihm, ich befühle ihn.
- Ich spüre seine Schale und den Stiel.
- Ich beiße erstmals hinein.
- Ich lasse mir den Bissen auf der Zunge zergehen.
- Ich kaue sehr langsam.
- Ich spüre dem Geschmack nach.
- Ich beiße wieder ab.
- Wenn ich keinen Hunger mehr habe, lege ich den Apfel zur Seite. Ich muss ihn nicht aufessen.

Der Organismus muss die Produktion von Verdauungssäften wieder aufnehmen. Man darf ihn im mehrfachen Sinne nicht überlasten. Nicht durch schweres Essen wie beispielsweise Fleisch oder rohes Gemüse und Salat, nicht durch die Speisenmenge und nicht durch ein Herunterschlingen der Nahrung.

Der Körper braucht zur Verdauung nun viel Energie. Deshalb werden Sie nach dem Essen müde sein. Geben Sie dem Ruhebedürfnis nach, und stürzen Sie sich generell nach dem letzten Heilfastentag nicht gleich wieder in Hektik und Trubel.

Tipps zum Fastenbrechen

Bevor Sie das Fasten brechen, sollten Sie sich die »Schätze« dieser Tage einmal vor Augen führen – was Sie alles mitnehmen, was Ihnen zugewachsen ist, was Sie sich erarbeitet haben:
- Gewichtsverlust
- Ausscheidung von Schadstoffen
- Besserer Blutdruck
- Reinere und straffere Haut
- Bessere Kondition
- Körper, Geist und Seele von Ballast befreit
- Neues Selbstwertgefühl

Generell sollten Sie an den Aufbautagen kein Fleisch und keine Süßigkeiten sowie möglichst wenig Fett und Salz zu sich nehmen.

Ablauf der drei Aufbautage

1. Aufbautag

Nach dem Aufwachen	Dehnübungen; Radfahren – auf dem Boden liegend; Frischluft; 1 Tasse Früchte- oder Kräutertee
Zur Frühstückszeit	1 reifer, geriebener oder gedünsteter Apfel
Am Vormittag	2 Tassen Entblähungstee (aus der Apotheke); Bewegung zur Anregung des Stoffwechsels; Einkaufen der Speisen für die Aufbautage, wenn dies nicht schon am letzten Fastentag geschehen ist
Mittags	1 unzerkleinerter, reifer Apfel; wenn kein Hunger mehr, aufhören und die Frucht nicht hineinzwingen
Nach dem Mittagstisch	Ruhen; 2 Tassen Früchte- oder Fastentee; anschließend Bewegung an der frischen Luft; Aromatherapie mit Zitronenöl
Am Abend	Kartoffelbrühe mit festen Anteilen, frischen Kräutern und Gemüse (wenig salzen!)
Vor dem Zubettgehen	1/2 Stunde Spaziergang bei jeder Witterung; Fastentagebuch schreiben; Meditation bei Aromatherapie mit Rosenöl; 2 Tassen Melissentee
Grundsätzliches	Am Tag mindestens 2 Liter Wasser oder Tee trinken; sich nach den Mahlzeiten Ruhe gönnen; auch die Bewegung nicht vergessen – immer im rechten Maß; Speisen wenig salzen; Backpflaumen für den nächsten Tag vorbereiten

2. Aufbautag

Nach dem Aufwachen	Dehnübungen; Laufübungen auf der Stelle; falls Probleme mit der Verdauung: ■ 1 EL geschroteter Leinsamen oder ■ 2 am Vorabend in 1/2 Tasse Wasser eingelegte Backpflaumen oder ■ 1 Feige; nach dem Abführen Bauchmassage und 1 Tasse Früchtetee
Zur Frühstückszeit	2 Scheiben Knäckebrot, dazu 50 g Magerquark mit 1 TL Honig vermischt
Am Vormittag	2 Tassen Lebertee (aus der Apotheke); Bewegung, z. B. Ausflug mit dem Fahrrad
Mittags	50 g gekochter Vollkornreis mit ungezuckertem Kompott; dazu viel trinken – Früchtetee oder Wasser in Zimmertemperatur
Nach dem Mittagstisch	Ruhen; danach 2 Tassen Lebertee mit 1/2 Teelöffel Honig (evtl. Leberwickel); anschließend Bewegung oder Sauna
Am Abend	1 reifer Apfel; 50 g Magerquark mit etwas Leinöl; 2 Scheiben Knäckebrot; dazu viel trinken (Früchtetee oder Wasser in Zimmertemperatur)
Vor dem Zubettgehen	1/2 Stunde Spaziergang bei jeder Witterung; Fastentagebuch schreiben; Meditation bei Aromatherapie mit Lavendelöl; 1 Tasse Passionsblumentee
Grundsätzliches	Am Tag mindestens 2 Liter Wasser oder Tee trinken; sich nach den regelmäßigen Mahlzeiten Ruhe gönnen; auch die Bewegung nicht vergessen – immer im rechten Maß; Speisen nur wenig salzen; Backpflaumen für den nächsten Tag vorbereiten

3. Aufbautag

Nach dem Aufwachen	Dehn- und Streckübungen; falls Probleme mit der Verdauung: ■ 1 EL geschroteter Leinsamen oder ■ 2 am Vorabend in 1/2 Tasse Wasser eingelegte Backpflaumen oder ■ 1 Feige; nach dem Abführen Bauchmassage und 1 Tasse Früchtetee
Zur Frühstückszeit	Frisches Früchtemüsli mit 1 TL Honig
Am Vormittag	Viel bewegen; viel trinken (Früchtetee oder Wasser in Zimmertemperatur)
Mittags	Pellkartoffeln mit Kräuterquark, dazu Blattsalate mit geriebenen Möhren
Nach dem Mittagstisch	Ruhen; danach 2 Tassen Früchtetee; anschließend Bewegung an der frischen Luft
Am Abend	1 Vollkornbrot mit 50 g Magerquark und Tomaten, etwas Obst dazu
Vor dem Zubettgehen	1/2 Stunde Spaziergang bei jeder Witterung; Fastentagebuch schreiben; Meditation bei Aromatherapie mit Vanilleöl; 1 Tasse Passionsblumentee
Grundsätzliches	Am Tag mindestens 2 Liter Wasser oder Tee trinken; sich nach den Mahlzeiten Ruhe gönnen; auch die Bewegung nicht vergessen – immer im rechten Maß; Speisen nur wenig salzen; Backpflaumen für den nächsten Tag vorbereiten – falls die Verdauung noch unterstützt werden muss; möglichst noch eine Zeit auf Fleisch und Süßigkeiten verzichten; auf das natürliche Sättigungsgefühl achten

Klösterliches Heilfasten im Alltag

Viele Elemente der Heilfastentage kann man problemlos in den Alltag übernehmen – und man sollte dies auch, um dauerhaft von dieser Phase profitieren zu können. Neben ausreichender Flüssigkeit in Form von Kräutertees und Wasser, leichter Kost und regelmäßigen Rohkosttagen ist tägliche Bewegung an der frischen Luft wichtig. Damit dies nicht bald wieder in Vergessenheit gerät, sollte man sich eine feste Tageszeit hierfür reservieren.

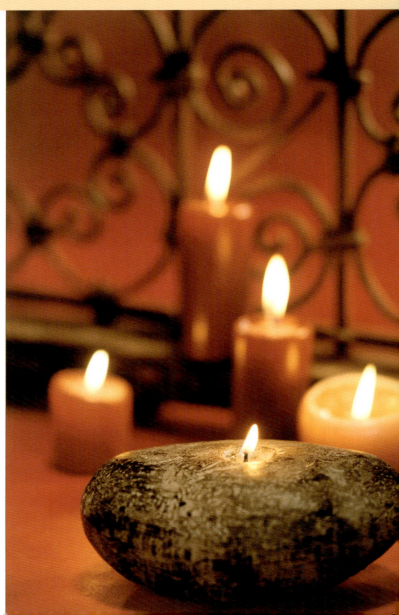

Maßhalten

Die Aufbautage dienen dazu, ganz allmählich wieder in den Alltag hinüberzugleiten. Bedauerlich wäre es allerdings, wenn der Alltag genauso aussehen würde wie vor dem Heilfasten nach der Klostermethode. Denn das hieße, dass man nicht auf Dauer von dieser speziellen Periode des Jahres profitierte. Irgendwie wäre dann alles »für die Katz'« – gute Vorsätze, verlorene Pfunde und schließlich das allgemeine Wohlbefinden.

Individueller Lebensrhythmus

Sicherlich kann und soll man nicht alle Tage leben wie in der Heilfastenzeit. Aber einige wesentliche Elemente dieser Phase kann man ohne Probleme in den Alltag integrieren und versuchen, das von den Mönchen Erlernte auch im täglichen Leben anzuwenden. Denn die Mönche erkannten bereits im Mittelalter, dass der individuelle Lebensrhythmus bestimmend ist für den Zustand von Körper, Geist und Seele jedes Einzelnen. Und sie erkannten, dass innere Ausgeglichenheit und körperliches Wohlbefinden miteinander zusammenhängen. Mit welcher Klugheit und Lebenserfahrung sie dabei vorgingen, beweisen viele Ordens(= Lebens)regeln, die im frühen Mittelalter festgelegt wurden und noch heute ihre Berechtigung haben. Auch für Menschen außerhalb der Klostermauern. Für die mittelalterlichen Mönche war beim Fasten nicht der Gewichtsverlust ausschlaggebend, sondern der seelische und körperliche Reinigungsprozess und die spirituelle Erfahrung.

Als der Hl. Benedikt die 73 Kapitel seiner Regel für seine Ordensbrüder im 6. Jahrhundert n. Chr. auf dem Monte Cassino in der süditalienischen Provinz Frosinone niederschrieb, war für ihn »das rechte Maß« (discretio) ein wesentliches Element für alle seine Vorgaben: »Denn nichts steht so im Gegensatz zu einem Christen wie Unmäßigkeit.« (Die Regel des Hl. Benedikt,

> »Zum Leben nach dem Evangelium gehört auch das Fasten. Äußeres Fasten wird zum Ausdruck innerer Enthaltsamkeit... Doch solltest du das Fasten nicht übertreiben. Hältst du die Fastenzeiten vor Weihnachten und vor Ostern ein und nimmst des öfteren einen Freitag hinzu, sollte es genügen.«
> (Hl. Franziskus)

Kap. 39, 8) Heute erleben wir, dass Maßhalten die Basis für ein ausgeglichenes Leben ist, und das haben wir beim Prozess des Heilfastens ganz besonders erfahren.

Kontemplation und Bewegung

Ruhe und Bewegung im Wechsel, das ist die Faustregel. Wer rastet, der rostet. Aber wer ständig in Bewegung ist, findet keine Ruhe.

Der Wechsel zwischen diesen beiden Phasen sollte den Tagesablauf bestimmen: Den Tag morgens »anschauen« und abends aus der Hand geben, das sollten die beiden Eckpfeiler sein. Hierfür muss man sich bestimmte Zeitblöcke reservieren.

Ruhephasen des Tages

Wenn irgend möglich, sollte in der Mitte des Tages, am besten nach dem Mittagessen, eine zusätzliche Ruhepause sein: spazieren gehen, etwas Beschauliches lesen oder einfach nur seinen Gedanken nachhängen. Nach dem Motto: »Jeder Tag, an dem man lebt, ist ein besonderer Anlass.«

Die Ruhephasen des Tages geben Ihnen die Chance, Abstand zu gewinnen und das eigene Tun kritisch zu hinterfragen. Aus der Hektik geborene Schnellschüsse, die Sie möglicherweise später bereuen, können Sie dadurch vermeiden. Der Alltag sollte mit besonderen Augen angesehen werden. Halten Sie gerade in Stressphasen inne, und suchen Sie erst dann nach Lösungen. Das Heilfasten kann eine Tür sein, die Sie zu dieser Lebenshaltung führt. Spätestens ein bis zwei Stunden vor dem Schlafengehen sollte die kontemplative Phase beginnen, und Sie sollten Abstand zu den Aktivitäten des Tages nehmen. Wer von der Arbeit gleich ins Bett fällt, wird keine Ruhe finden, da er die Probleme des Tages mit in den Schlaf nimmt.

Körperliche Aktivität ist wichtig

Genauso wichtig wie die Ruhephasen sind Zeiten körperlicher Aktivität. Wenn man nicht beruflich ohnehin Körpereinsatz bringen muss, ist es wichtig, auch Zeiten für Bewegung, Sport, Spaziergänge und Aufenthalte an der frischen Luft einzuplanen. Wer sich regelmäßig bewegt, fühlt sich in der Regel nicht nur besser, sondern betreibt auch eine gute Gesundheitsvorsorge. Denn regelmäßige Bewegung stärkt Herz und Kreislauf und ist wichtig für den Aufbau der Abwehrkräfte. Bewegung und Sport sollten im richtigen Maß ausgeübt werden. Leistungsdruck und zu hohe Ansprüche an sich selbst bringen keine Entspannung.

Der Abendspaziergang

Der Spaziergang vor dem Zubettgehen soll nicht nur den Heilfastentagen vorbehalten bleiben. Denn er hat gleich mehrere Pluspunkte: Überschüssige Kalorien werden verbraucht, der Kopf wird frei, man kann Abstand von der Hektik des Tages gewinnen und die Natur genießen. Ganz im Sinne des heiligen Antonius, der schrieb: »Mein Buch […] ist die Natur der geschaffenen Dinge […]«. Draußen in der Natur, an der frischen Luft, kann man tief Atem holen, und das letzte Sonnenlicht ist Balsam für die Seele.

Auch in diesem Fall können wir wieder von den Mönchen lernen: Sie legten Klostergärten an. Die Ordensmenschen gestalteten ihre Umgebung, dadurch wurde sie zu einem Hort der Schönheit. Klostergärten sind – wie auch die Kreuzgänge – Orte der Meditation. Sie dienten immer schon nicht nur dem Anbau von Obst und Gemüse, sondern auch der Erbauung. Hier konnten und können die Mönche und Nonnen nicht nur im übertragenen Sinne Atem holen, sondern ganz konkret die Luft und das Sonnenlicht genießen. Oft bildete der Spaziergang durch den Klostergarten den Abschluss des Tages. Wenn die letzten Lichtstrahlen verschwunden waren, begab man sich zu Bett.

> Der Abendspaziergang macht den Kopf frei und bereitet auf die Nachtruhe vor. Er ist damit ein idealer Tagesabschluss.

Ausgewogene Ernährung nach den Heilfastentagen

Ein wichtiger Bestandteil des persönlichen Wohlbefindens ist eine ausgewogene Ernährung. Essen sollten Sie maximal dreimal täglich, und zwar nach dem Motto: »Morgens wie ein Kaiser, mittags wie ein König und abends wie ein Bettelmann.« Die Mahlzeiten sollten – nach dem Vorbild der Mönche – möglichst immer zur gleichen Zeit eingenommen werden, das Abendessen nicht nach 19 Uhr. Die mittelalterlichen Ordensleute nahmen die letzte Mahlzeit immer noch bei Tageslicht ein. Man wollte damit einerseits künstliches Licht sparen, verhinderte aber gleichzeitig auch, dass man mit vollem Magen zu Bett ging und dann schlecht schlief.

> Kontrollieren Sie außerhalb der Fastenzeit regelmäßig Ihr Gewicht – nicht täglich, aber vielleicht einmal pro Woche. So setzen Sie sich nicht ständig unter Druck, merken aber sofort, wenn Ihr Körper »aus den Fugen zu geraten« droht.

Einfache Ernährungsregeln

Abends sollte es nur leichte Speisen geben. Sie machen sich selbst ein großes Geschenk, wenn die Nahrung nur aus wenig Fleisch, aber viel Fisch, Obst und Gemüse besteht. Und was auf den Tisch kommt, sollte dem saisonalen Angebot des heimischen Marktes entsprechen.

Wichtig ist, dass Sie Ihre Mahlzeiten bewusst einnehmen, ausgiebig kauen, sich Ruhe beim Essen gönnen und ein angenehmes Ambiente bei den Mahlzeiten schaffen. Dies ist im Arbeitsalltag sicher nicht immer möglich; ganz wichtig ist es aber, den Arbeitsplatz zum Essen zu verlassen und nicht womöglich etwas am Schreibtisch herunterzuschlingen.

Niemand sollte hungrig vom Tisch aufstehen, denn dann wird er vermutlich schlecht gelaunt und unmotiviert sein. Sie sollten jedoch auch nicht ins Gegenteil verfallen und sich »den Bauch voll schlagen«. Ein voller Magen macht müde und träge. »Doch muss vor allem Unmäßigkeit vermieden werden; und nie darf sich bei einem Mönch Übersättigung einschleichen.«

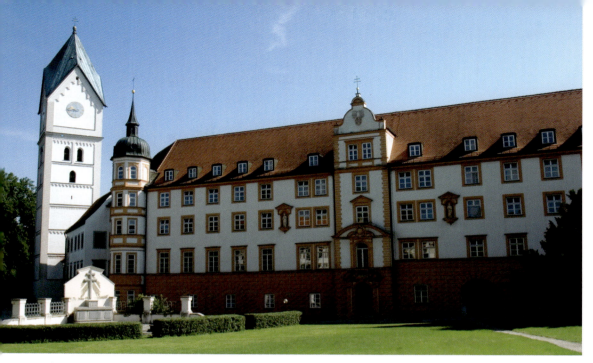

Aus uralten Zeiten haben sich die in Klöstern lebenden Nonnen und Mönche die Regeln einer gesunden Ernährung bewahrt.

(Die Regel des Hl. Benedikt, Kap. 39, 7) Über den Tag verteilt sollten Sie außerdem reichlich trinken, und zwar mindestens zwei Liter kalorienfreie Getränke wie Wasser oder ungesüßte Früchte- bzw. Kräutertees.

Optimal wäre es, jede Woche einen Obst-, Rohkost- oder Reistag einzulegen wie bei den Entlastungstagen vor der Heilfastenwoche. Wem dies zu viel ist, der schafft es vielleicht zweimal pro Monat.

Beständigkeit

Beständigkeit ist der rote Faden im Leben. Gerade in unserer hektischen Zeit fällt sie sehr schwer. Wer ein Leben lang denselben Partner hat, immer denselben Arbeitgeber und womöglich noch dieselbe Wohnung, gilt als unflexibel und altmodisch.

KLÖSTERLICHES HEILFASTEN IM ALLTAG

Dabei tragen gerade diese Werte zu einem ausgeglichenen Leben bei. Sie schaffen Freiheit, weil man sein Leben nicht immer wieder neu entwerfen muss. Wenn die äußeren Umstände am Arbeitsplatz oder zu Hause viel Stress hervorrufen, sollte man sich zumindest eine kleine Oase der Ruhe schaffen.

Richten Sie sich doch ein ständiges Rückzugsgebiet zu Hause ein, einen Raum oder zumindest die Ecke eines Zimmers, in der Sie sich Platz und Ruhe für Körper, Geist und Seele schaffen. Eine Art klösterliche Umgebung in den heimischen vier Wänden. Und schaffen Sie sich sowohl zu Hause als auch am Arbeitsplatz ein Ambiente, in dem Sie sich wohl fühlen.

Die Entscheidung der Benediktiner beispielsweise, in ein bestimmtes Kloster zu gehen und dort ihr ganzes Leben zu bleiben, hat auch damit zu tun, dass man einen Ruhepol hat, der Basis für ein ganzes Leben ist – die Ordensleute bezeichnen dies mit dem lateinischen Wort »stabilitas«.

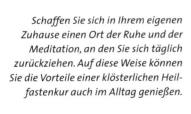

Achten Sie auf sich selbst. Hören Sie auf Ihre Seele und Ihren Körper. Sie werden Ihnen eindeutige Signale geben, wenn etwas nicht im Reinen ist. Und handeln Sie nach dem mönchischen Prinzip: Alles im rechten Maß – und zwar in Ihrem Maß.

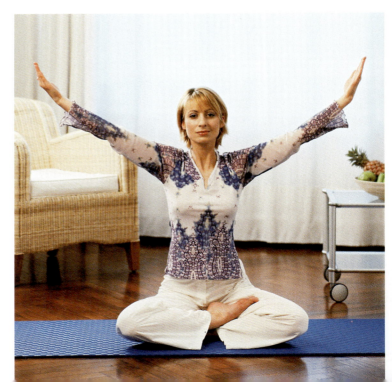

Schaffen Sie sich in Ihrem eigenen Zuhause einen Ort der Ruhe und der Meditation, an den Sie sich täglich zurückziehen. Auf diese Weise können Sie die Vorteile einer klösterlichen Heilfastenkur auch im Alltag genießen.

Lebensrhythmus

Ordnung im Leben sorgt für Ausgeglichenheit. »Wer seine Felder bestellt hat, kann sich getrost zur Ruhe setzen« – dieser Spruch aus dem Volksmund lässt sich auf viele Lebenssituationen anwenden.

Mit Ordnung ist dabei sowohl die innere Ausgeglichenheit als auch die äußere Ordnung gemeint. Denn wer kann schon entspannen, wenn er mitten in einem unüberschaubaren Chaos hockt? Deshalb sollten Sie sich erst einmal von äußerem Ballast befreien.

Für die Klöster ist eine eindeutige Ordnung des Kirchenjahres und jedes einzelnen Tages deshalb so wichtig, weil sie Klarheit und Übersichtlichkeit im Leben schafft. Schon im 5. vorchristlichen Jahrhundert stellte Abbas Poimen, einer der Wüstenväter, fest: »Wenn der Mensch Ordnung einhält, dann wird er nicht verwirrt.«

Die Struktur des Tages

Eine klare Tageseinteilung, die nicht täglich über den Haufen geworfen wird, ist ein wichtiges Gerüst. In dieses können Sie Ihre Tagesaktivitäten einordnen, und Sie werden am Abend zufrieden sein, wenn diese Aktivitäten erledigt und abgehakt sind. Aber auch hier gilt: im rechten Maß. Wer sich immer wieder zu viel vornimmt und am Abend feststellen muss, dass er sein Tagewerk nicht geschafft hat, wird auf Dauer unzufrieden sein und mit sich selbst hadern.

Wichtig ist auch ein Ruhetag pro Woche, den Sie sich möglichst nicht mit Aufgaben voll stopfen sollten. In den Klöstern ist dies der Sonntag. Zum einen ist dies der Tag des Herrn, zum anderen aber auch die Zeit der Rekreation: »Am Sonntag sollen ebenfalls alle für die Lesung frei sein [...]« (Die Regel des Hl. Benedikt, Kap. 48, 22).

Tipp

Während der Heilfastentage haben Sie auf Alkohol, Kaffee, Süßigkeiten und vielleicht auch Zigaretten verzichtet. Nutzen Sie die Chance und werden Sie nicht wieder rückfällig. Der Anfang ist gemacht. Wer sich nicht zutraut, ganz auf die Aufputscher und Dickmacher zu verzichten, sollte sich zur Selbstkontrolle jeden Tag aufschreiben, welche Genussmittel er in welcher Menge konsumiert. So kann man sich selbst kontrollieren.

Rezepte, Übungen und Anwendungen

Mit einer Auswahl von schmackhaften Rezepten kann man die Speisekarte während der Fastentage abwechslungsreich gestalten. Und diese Rezepte im Übrigen auch im Alltag anwenden, da sie schnell zuzubereiten sind. Dies gilt genauso für alle hier vorgeschlagenen Bewegungs-, Meditations- und Atemübungen. Man kann sie »zwischendurch« immer wieder einsetzen.

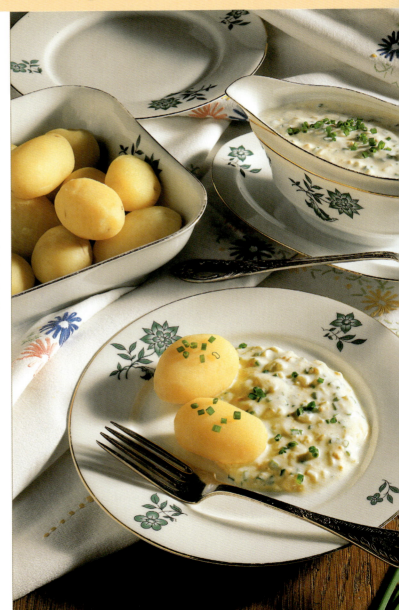

REZEPTE FÜR DEN ENTLASTUNGSTAG

Der Dinkel-Entlastungstag

Dinkelkörnermus

Für 1 Portion
5 EL Dinkelkörner
1 Apfel
3 EL Magerquark
Zimt
brauner Zucker

1 Die Dinkelkörner 1 Stunde in kaltem Wasser einweichen.
2 Den Apfel waschen, schälen, vom Kerngehäuse befreien und in kleine Würfel schneiden. Die Apfelstückchen mit etwas Wasser aufkochen.
3 Die Dinkelkörner und den Magerquark mit dem Apfelmus vermischen, dann das Dinkelkörnermus mit 1 Prise Zimt und 1 Prise braunem Zucker abschmecken.

Zucchini-Küchlein

Für 1 Portion
500 g Zucchini
1 mittelgroße Zwiebel
100 g Mozzarella
100 g Dinkel-Feinmehl
4 Eier
1 Prise gemahlener Galgant
1 Prise frisch geriebene Muskatnuss
evtl. etwas Milch zum Verdünnen
2 EL Sonnenblumenöl

1 Die Zucchini waschen und putzen, die Zwiebel abziehen. Beides raspeln. Das Gemüse 1/2 Stunde ruhen lassen, damit es Wasser zieht. Das Wasser abseihen und das Gemüse in einem Küchentuch ausdrücken.
2 Den Mozzarella in kleine Würfel schneiden. Das Dinkel-Feinmehl mit den Eiern vermischen und mit Galgant und Muskatnuss würzen. Die Masse etwa 1/2 Stunde ziehen lassen, erst dann die Zucchini- und Zwiebelraspeln sowie die Mozzarellawürfelchen dazugeben. Bei Bedarf etwas Milch zum Verdünnen dazugeben.
3 Mit der Hand aus der Masse kleine Kuchen formen und diese platt drücken. Das Öl in der Pfanne erhitzen und die Küchlein darin anbraten.

REZEPTE, ÜBUNGEN UND ANWENDUNGEN

Mangoldsuppe

Für 1 Portion
200 g Mangold
Salz
1/2 kleine Zwiebel
1 Knoblauchzehen
1 TL Olivenöl
1 Prise frisch geriebene Muskatnuss
1 Prise gemahlener Galgant
1/2 TL gehackter Dill
1 EL Dinkel-Feinmehl
100 g Sahne
gebratene Brotwürfel nach Belieben
geschlagene Sahne nach Belieben

1 Den Mangold verlesen, waschen, putzen und in leicht gesalzenem Wasser blanchieren. In ein Sieb abgießen und mit kaltem Wasser abschrecken. In grobe Stücke schneiden.
2 Zwiebel und Knoblauch abziehen und fein hacken. Das Öl in einer Pfanne erhitzen und die Zwiebel- und Knoblauchstückchen darin anbraten. Den Mangold dazugeben, mit Muskatnuss, Galgant und Dill würzen. Das Dinkel-Feinmehl in der Sahne auflösen und zusammen mit 1/8 Liter Wasser zum Gemüse geben. 15 bis 20 Minuten bei geringer Hitze kochen lassen.
3 Die Suppe vor dem Servieren mit dem Stabmixer pürieren, mit 1/4 Liter Wasser kurz aufkochen lassen und mit wenig Salz abschmecken. Nach Belieben die Suppe mit gebratenen Brotwürfeln und einem Klecks geschlagener Sahne servieren.

Mangold, ein Verwandter des Spinats, ist eine sehr alte Pflanze, die zwischenzeitlich fast in Vergessenheit geraten war, in Klöstern wegen ihrer gesunden Inhaltsstoffe aber immer sehr geschätzt wurde.

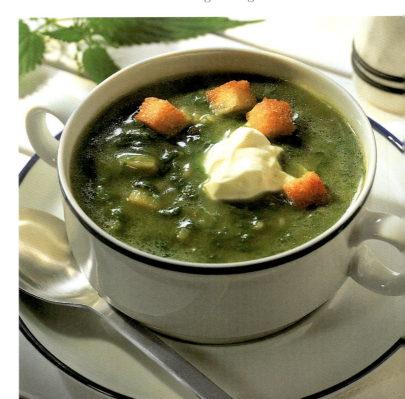

Die Fastenwoche

Gemüsebrühe

1 Das Gemüse waschen, putzen und in kleine Stücke schneiden. In 1/2 Liter Wasser weich kochen und durch ein Sieb drücken. Gemüsereste, die sich nicht durchdrücken lassen, wegwerfen.
2 Die Brühe mit Muskatnuss, Beifuß und Galgant würzen und weitere 5 Minuten bei geringer Hitze kochen lassen. Anschließend die Petersilie dazugeben.
3 Nach Belieben vor dem Servieren 2 Teelöffel Hefeflocken in der Suppe auflösen.

Für 1 Portion
150 g gemischtes Gemüse
(z. B. Fenchel, Möhren, Sellerie, Kohlrabi)
1 Prise frisch geriebene Muskatnuss
1 Prise Beifuß
1 Prise gemahlener Galgant
1 TL fein gehackte Petersilie
2 TL Hefeflocken nach Belieben

Klare Dinkelbrühe

1 Die Dinkelkörner mit 1/2 Liter Wasser in einen Topf geben und 20 Minuten bei geringer Hitze kochen lassen.
2 Das Gemüse waschen, putzen und in Würfel schneiden. Zu den Dinkelkörnern geben, und die Suppe weitere 20 Minuten bei geringer Hitze kochen lassen. Anschließend das Gemüse so weit wie möglich durch ein Sieb drücken, den Rest wegwerfen.
3 Die Brühe mit Muskatnuss, Majoran und Galgant würzen und mit der Petersilie bestreut servieren.

Für 1 Portion
1/2 Tasse Dinkelkörner
150 g gemischtes Gemüse
(z. B. Möhren, Kartoffeln, Stangensellerie, Fenchel)
1 Prise frisch geriebene Muskatnuss
1 Prise getrockneter Majoran
1 Prise gemahlener Galgant
1 TL fein gehackte Petersilie

Für 1 Portion
70 g Kartoffeln
1/4 Stange Lauch
1 kleines Stück Petersilienwurzel
1/8 Sellerieknolle
je 1 Prise gemahlener Kümmel, getrockneter Majoran, Meersalz, gekörnte Gemüsebrühe, frisch geriebene Muskatnuss
1/2 TL Hefeflocken
1 TL gehackte Petersilie

Kartoffelbrühe

1 Kartoffeln, Lauch, Petersilienwurzel und Sellerie gründlich waschen und ungeschält in kleine Stücke schneiden.
2 1/4 Liter Wasser zum Kochen bringen, das Gemüse hineingeben und zugedeckt in etwa 15 Minuten gar kochen. Die Suppe durchseihen und mit Kümmel, Majoran, Meersalz, gekörnter Gemüsebrühe und Muskatnuss würzen.
3 Mit den Hefeflocken und der Petersilie bestreut servieren.

Für 1 Portion
300 ml Gemüsebrühe
1 kleine Kartoffel
1 kleine Möhre
300 g Kürbisfruchtfleisch
frisch gemahlener schwarzer Pfeffer
1 Prise frisch geriebene Muskatnuss
1 TL gehackte Petersilie
2 TL Hefeflocken nach Belieben

Kürbisbrühe

1 Die Gemüsebrühe zum Kochen bringen.
2 In der Zwischenzeit die Kartoffel und die Möhre waschen und schälen bzw. putzen und zusammen mit dem Kürbisfruchtfleisch in kleine Stücke schneiden. Das Gemüse zur Brühe geben und 20 Minuten bei geringer Hitze kochen lassen. Nicht verkochte Gemüsereste so weit wie möglich durch ein Sieb drücken.
3 Die Brühe mit dem Pfeffer und der Muskatnuss würzen und mit der Petersilie bestreuen. Nach Belieben vor dem Servieren 2 Teelöffel Hefeflocken in der Brühe auflösen.

Tipp Der vitaminreiche Kürbis eignet sich besonders gut als Fastenspeise. Er ist nicht nur kohlenhydratarm, sondern enthält neben wertvollem Eiweiß, Kalzium und Eisen auch reichlich Vitamin C. Das gesunde Plus obendrein: Kürbisfruchtfleisch wirkt harntreibend.

Tomatenbrühe

Für 1 Portion
125 g Tomaten
1/2 Knoblauchzehe
1 Stange Lauch
1 Möhre
1 Selleriestange
1 Spritzer frisch gepresster Zitronensaft
1 Prise frisch geriebene Muskatnuss
1 Prise Meersalz
1 Prise getrockneter Majoran
1 TL gehackte Petersilie

1 1 Liter Wasser zum Kochen bringen. Die Tomaten waschen, vierteln, von Stielansätzen befreien und in Würfel schneiden. Den Knoblauch in Würfel schneiden. Lauch, Möhre und Sellerie waschen, putzen und in kleine Stücke schneiden. Zusammen mit den Tomaten und dem Knoblauch in das kochende Wasser geben. Die Brühe 20 Minuten bei geringer Hitze kochen lassen. Die restlichen festen Bestandteile anschließend durch ein Sieb drücken.

2 Die Brühe mit dem Zitronensaft, der Muskatnuss, dem Meersalz und dem Majoran abschmecken und mit der Petersilie bestreuen.

3 Vor dem Servieren nach Belieben 2 Teelöffel Hefeflocken in der Brühe auflösen.

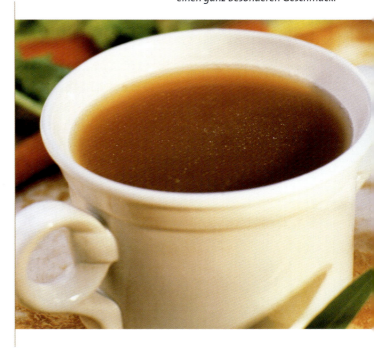

Ungewöhnlich, aber erstaunlich aromatisch: Die vielen Kräuter und Gewürze verleihen der Tomatenbrühe einen ganz besonderen Geschmack.

Tipp Es empfiehlt sich, gleich größere Mengen Brühe zu kochen und diese dann portionsweise einzufrieren. Damit haben Sie einen Vorrat für die kompletten Fastentage und sparen darüber hinaus noch Zeit. Es gibt auch fertige Fastenbrühen in Apotheken und Reformhäusern. Wer sie während der Fastenwoche statt selbst gekochter Brühen hin und wieder einmal einsetzen möchte, sollte ihren Geschmack sicherheitshalber vor den Heilfastentagen testen.

Die Aufbautage

Für 1 Portion
1 kleine Kartoffel
je 40 g Möhren, Kohlrabi und Sellerie
frisch geriebene Muskatnuss
1 Prise Paprikapulver
1 EL frische gemischte Kräuter
(z. B. Minze, Schnittlauch,
Petersilie, Dill)
1/2 TL Hefeflocken

Kartoffelsuppe mit frischen Kräutern und Gemüse

1 Kartoffel, Möhren, Kohlrabi und Sellerie waschen und schälen bzw. putzen und in dünne Scheiben schneiden.
2 1/4 Liter Wasser zum Kochen bringen, das Gemüse hineingeben und 15 Minuten kochen lassen. Anschließend mit Muskatnuss, Paprikapulver, Kräutern und – nach Belieben – anderen Gewürzen abschmecken.
3 Vor dem Servieren die Hefeflocken in der Kartoffelsuppe auflösen.

Für 1 Portion
1 TL ganzer Kümmel
3 kleine Kartoffeln
125 g Magerquark
2 EL Milch
1 EL frische gemischte Kräuter
(z. B. Schnittlauch, Petersilie, Dill)

Pellkartoffeln mit Kräuterquark

1 1/2 Liter Wasser mit 1/2 Teelöffel Kümmel zum Kochen bringen. Die Kartoffeln waschen und ungeschält ca. 20 Minuten in dem Wasser kochen, bis sie weich sind. Anschließend pellen.
2 Den Quark mit der Milch vermischen. Mit den Kräutern und dem restlichen Kümmel würzen und nach Belieben mit weiteren Gewürzen abschmecken.

Übungen

Atemübungen

1 Verfolgen Sie bewusst Ihren Atem, seinen Weg durch den ganzen Körper. Konzentrieren Sie sich auf sein Kommen und Gehen. Atmen Sie tief ein und aus, und lassen Sie sich nicht durch Gedanken ablenken. Dabei können Sie sich auch innerlich immer wieder vorsagen: »Ich bin ruhig und gelassen.«
2 Atmen Sie tief ein und ganz langsam wieder aus. Summen Sie beim Ausatmen die Silbe »OM« durch die nur leicht geöffneten Lippen. Die Phase des Ausatmens sollte etwa doppelt so lange sein wie die des Einatmens.
3 Setzen Sie sich im Lotussitz auf den Boden. Legen Sie Zeige- und Mittelfinger Ihrer rechten Hand auf die Nasenwurzel. Halten Sie mit dem Daumen das rechte Nasenloch zu und atmen Sie 5-mal tief durch das linke Nasenloch ein und etwa doppelt so lange wieder aus. Machen Sie anschließend das Gleiche mit dem rechten Nasenloch, wobei Sie mit dem Ringfinger das linke Nasenloch zuhalten. Atmen Sie dann im Wechsel durch das linke Nasenloch ein und durch das rechte Nasenloch aus und umgekehrt. Halten Sie dabei jeweils das andere Nasenloch zu.

Tipp Die Atemübungen sollten Sie ganz ruhig und gelassen angehen. Es kommt nicht darauf an, die Übung schnell zu beenden. Wenn es Ihnen schwer fällt, in den richtigen Rhythmus zu kommen, machen Sie zwischen den einzelnen Atemphasen eine Pause.

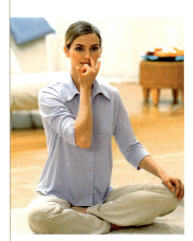

Wenn es Ihnen schwer fällt, im Lotussitz zu sitzen, können Sie sich zur Durchführung der Atemübungen auch auf einen Stuhl setzen. Achten Sie auf bequeme, lockere Kleidung.

Dehn- und Streckübungen

Für alle Dehn- und Streckübungen gilt die folgende Ausgangsposition: Legen Sie sich auf den Rücken (am besten auf eine Isomatte), und massieren Sie sich selbst, indem Sie nach und nach die einzelnen Körperpartien auf der Bodenfläche hin und her reiben. Beginnen Sie mit den Fersen, und gehen Sie anschließend über Unterschenkel, Oberschenkel, Gesäß, Schultern und Kopf bis zu den Armen.

1 Sie liegen auf dem Rücken. Strecken Sie Arme und Beine aus, ziehen Sie das rechte Bein nach unten und gleichzeitig den linken Arm nach oben. Anschließend führen Sie die Übung in umgekehrter Reihenfolge aus: Sie ziehen das linke Bein nach unten und den rechten Arm nach oben. Der dritte Schritt der Übung besteht darin, beide Beine nach unten und beide Arme nach oben zu ziehen.

2 Sie liegen auf dem Rücken. Strecken Sie die Arme zur Seite aus, und stellen Sie die Beine auf. Lassen Sie die Beine nach links fallen, und drehen Sie dabei den Kopf nach rechts. Bleiben Sie etwa 35 Sekunden in dieser Position. Wiederholen Sie die Übung, indem Sie nun jedoch die Beine nach rechts fallen lassen und den Kopf nach links drehen.

3 Legen Sie sich auf den Bauch. Stützen Sie die Ellbogen auf, und legen Sie das Kinn in die Handflächen. »Gehen« Sie nun langsam mit beiden Ellbogen ein Stück nach vorne, und bleiben Sie etwa 35 Sekunden lang so. »Gehen« Sie nun noch ein Stück weiter nach vorne, und bleiben Sie wieder 35 Sekunden lang in dieser Position. »Gehen« Sie schrittweise nach vorne, so weit es geht, und anschließend schrittweise wieder zurück, bis die Ellbogen den Brustkorb berühren.

Für alle Übungen gilt: Gehen Sie immer langsam in die Dehnung hinein und langsam wieder heraus. Sie sollten ein Ziehen, keinen Schmerz verspüren.

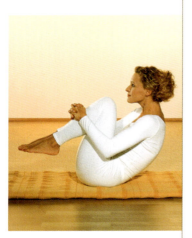

Dehnübungen sollten Sie nie bis zur Schmerzgrenze oder gar darüber hinaus ausführen. Nehmen Sie sich Zeit und gehen Sie die Übungen ruhig und gelassen an.

Fußgymnastik

Suchen Sie sich eine kleine Fläche im Raum, z. B. eine auf dem Boden liegende Isomatte. Laufen Sie auf den Fußaußenkanten 3-mal um die Matte herum. Laufen Sie anschließend auf den Fußinnenkanten 3-mal um die Matte. Laufen Sie dann auf den Fersen und schließlich auf den Fußspitzen um die Matte, ebenfalls jeweils 3-mal.

Meditationen

Setzen Sie sich auf die Vorderkante eines Stuhls, und stellen Sie die Füße fest auf. Der Oberkörper ist aufrecht, die Hände liegen im Schoß, die Handflächen zeigen nach oben. Alternativ können Sie sich auch im Lotussitz auf den Boden setzen (Hände im Schoß, Handflächen zeigen nach oben).

- Eröffnen Sie die Meditation mit einer Atemübung. Atmen Sie langsam ein, und sagen Sie sich dabei: »Ich nehme Positives wahr und in mich auf.« Atmen Sie anschließend aus, und denken Sie: »Ich mache mich leer von Negativem.« Gehen Sie dabei mit dem Atem ganz in die Tiefe, bis zum Becken. Was erfüllt Sie? Kommen Sie ganz bei sich an.
- Fahren Sie mit Suggestionen fort: »Ich bin glücklich, ich werde frei, ich lasse los, ich komme zu Kraft.« Wiederholen Sie diese Formeln ständig.
- Wenn Sie diese Übungen ein bis zwei Tage ausgeführt haben, können Sie anschließend positive Bilder in sich aufsteigen lassen – eine schöne Landschaft, einen Wanderweg o. Ä. Stellen Sie sich z. B. das Rauschen des Meeres vor.
- Schließen Sie jede Meditation bewusst ab: Kommen Sie bei sich an, und formulieren Sie in Gedanken, was Sie erlebt haben. Sie können Ihre Gefühle und Erfahrungen auch in Ihr Fastentagebuch schreiben. Wer möchte, kann während der Meditation auch leise, kontemplative Musik hören.

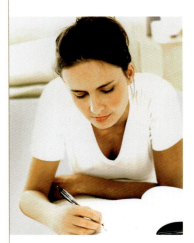

Das Führen eines Tagebuchs kann sehr hilfreich sein, um sich belastende Dinge von der Seele zu schreiben. Während der Heilfastenperiode können Sie Ihre Stimmungen darin festhalten.

Anwendungen

Leberwickel

Da die Leber während des Liegens verstärkt Entgiftungsarbeit leistet, sollten Sie sie durch eine Leberpackung unterstützen: Feuchten Sie ein kleines Handtuch mit warmem Wasser an, und legen Sie es auf die rechte Körperseite unterhalb des Brustkorbs. Legen Sie eine mit warmem bis heißem Wasser gefüllte Wärmflasche darauf, und wickeln Sie zum Schluss ein großes Handtuch um die gesamte Bauchpartie. Wickeln Sie die Füße warm ein, und ruhen Sie etwa 20 Minuten mit geschlossenen Augen.

Trockenbürstenmassage

Gönnen Sie Ihrem Körper während der Fastentage eine Massage mit der Trockenbürste. Sie regt den Kreislauf an und unterstützt die Ausleitung von Schadstoffen über die Haut. Letztere profitiert übrigens besonders von einer Trockenbürstenmassage: Sie wird besser durchblutet, sieht rosig aus und fühlt sich zart an. Bürsten Sie sorgfältig und aufmerksam, und zwar immer in Richtung Herz.

Fußmassage

Eine Fußmassage ist ein ausgezeichnetes Mittel gegen kalte Füße, die während der Fastentage vermehrt auftreten können. Durch die ausbleibende Nahrung drosselt der Körper seine Energie- bzw. Wärmezufuhr, und zwar an den äußeren Körperstellen zuerst. Nehmen Sie ein warmes Handtuch, wickeln Sie die Füße darin ein und kneten Sie sie sorgfältig.

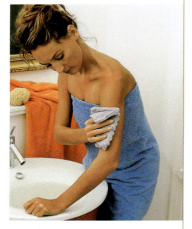

Nehmen Sie sich an den Fastentagen besonders viel Zeit für die Körperpflege. Damit verwöhnen Sie gleichzeitig Ihre Sinne und regen Kreislauf und Abwehrkräfte an.

Bauchmassage

Die Massage der Darmregion regt die Verdauung an; verbliebene Speisereste werden so schneller abtransportiert, und Sie fühlen sich besser. Legen Sie sich auf den Rücken, die Hände liegen in Höhe der Hüften auf der Bauchdecke. Massieren Sie nun mit sehr sanftem Druck im Uhrzeigersinn den gesamten Bauchbereich. Beginnen Sie dabei rechts unten, und schließen Sie links unten ab. Wiederholen Sie dies etwa 5-mal.

Duschen

Eine warme Dusche am Morgen soll Ihnen die Vorstellung vermitteln, dass alles Belastende abfließt und Sie ganz leicht in den Tag gehen können. Duschen Sie zum Abschluss möglichst kalt, und führen Sie den Wasserstrahl entlang der Extremitäten immer in Richtung Herz.

Körpermassage mit Öl

Zur intensiven Hautpflege können Sie den Körper mit einem – möglichst unparfümierten – Öl verwöhnen. Während der Fastentage werden Sie besonders geruchsempfindlich sein, daher eignet sich neutrales Babyöl am besten. Reiben Sie das Öl sorgfältig und aufmerksam in Ihre Haut ein, und zwar immer in Richtung Herz.

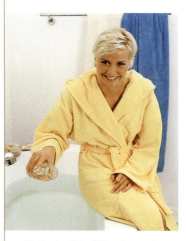

Ein Bad mit Duftöl entspannt (z. B. mit Lavendelöl) oder wirkt belebend (z. B. mit Rosmarinöl). Wählen Sie je nach Befindlichkeit und Kreislauflage aus.

Wassertreten

Bevor Sie mit dieser Anwendung beginnen, sollten Füße und Beine bereits durch Gymnastikübungen erwärmt sein. Sie können die Anwendung in der heimischen Badewanne durchführen: Füllen Sie die Wanne mit maximal 18 °C warmem Wasser, bis es die Kniekehlen erreicht. Steigen Sie in die

Wanne, und treten Sie mit regelmäßigen Schritten auf der Stelle. Heben Sie die Beine dabei über den Wasserspiegel an, und beugen Sie die Fußspitzen nach unten (»Storchengang«). Beschränken Sie das Wassertreten zunächst auf 20 Sekunden, und dehnen Sie es nach mehreren Anwendungen auf maximal 60 Sekunden aus. Sie dürfen keine Kälte verspüren. Streifen Sie anschließend das Wasser von Unterschenkeln und Füßen mit den Händen ab, und ziehen Sie dicke Socken an.

Armbad

Füllen Sie ein Waschbecken oder eine entsprechend große Wanne mit Wasser, und tauchen Sie die Arme 15 bis 20 Minuten darin ein. Die Wassertemperatur sollte am Anfang etwa 33 °C betragen und beim ansteigenden Armbad durch Zulauf von heißem Wasser allmählich auf maximal 41 °C erhöht werden.

Führen Sie nach dem Armbad einen kalten Armguss durch, indem Sie einen Wasserstrahl von etwa 15 °C an den Armen entlang in Richtung Herz führen. Schrauben Sie den Duschkopf vorher ab, und halten Sie den Schlauch etwa 10 bis 15 Zentimeter von den Armen entfernt. Anschließend sollten Sie etwa eine halbe Stunde ruhen.

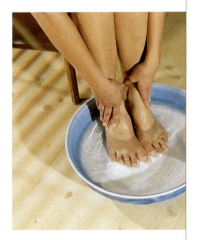

Wenn Sie an den Fastentagen zu kalten Füßen neigen, schafft ein warmes Fußbad Abhilfe. Schlüpfen Sie anschließend in dicke, warme Socken.

Fußbad

Stellen Sie die Füße in eine Duschwanne oder in eine spezielle Fußbadewanne, welche die Füße allerdings nicht einengen darf. Die Füße müssen ganz mit 36 bis 38 °C warmem Wasser bedeckt sein. Setzen Sie sich möglichst bequem hin, da die Anwendung 10 bis 15 Minuten dauert. Sie können Fußbäder – ebenso wie die Armbäder – auch mit ansteigender Temperatur durchführen.

REGISTER

Abbas 8, 36, 81
Abendessen 11, 15, 43, 78
Abführen 35, 72, 73
AIDS 22
Alkohol 22, 24, 32, 39, 81
Altvater 8, 13, 20, 36
Anselm Grün 5, 32, 51, 96
Antonius 8, 36, 77
Anwendungen 92
Armbad 62, 94
Aromatherapie 49, 51, 55, 57, 71ff.
Aschermittwoch 10
Atemübungen 49, 62, 82, 89
Aufbautage 29, 33, 69, 71, 75, 88
Bauchmassage 93
Bekleidung 35
Beständigkeit 79
Bewegung 30, 36, 46f., 49, 51, 53, 55, 57, 59f., 62, 64, 71ff., 76f.
Basilius der Große 67
Blutdruck 20f., 40, 62, 70
Bluthochdruck 21, 40
Buddha 7
Burn-out-Syndrom 16
Bürstenmassage 51, 61, 92
Buttermilch 45
Darmreinigung 44f., 48, 52, 56, 58, 64
Dehn- und Streckübungen 90
Depressionen 22
Diabetes 21, 40
Dinkeltag 43
Duftöle 35
Duschen 93
Einlauf 45, 65
Einstimmen 34
Eiweiß, tierisches 20, 40
Elija 8, 53
Endogene 21
Endprodukte 21
Entlastungstag 22, 29, 34, 40, 42f., 79, 83
Ess-Brech-Sucht 22
Exogene 20
Fasten 8, 16, 23, 25ff., 29ff., 39f., 43f., 47, 60ff., 66f., 69f., 75f.
Fastenbrechen 69f.
Fastenbrühen 87
Fastenerfahrene 21, 29, 32
Fastengruppenleiter 26
Fastenklinik 37
Fastenneuling 26, 29, 34
Fastentagebuch 35, 43, 49, 51, 53, 55, 57, 59, 64, 66, 71ff., 91

Fastenwanderung 36
Fastenzeit 4f., 10, 27, 31ff., 35, 43, 47, 63, 75, 78
Fastenziel 36f.
Fisch 22ff., 78
Fleisch 22ff., 39, 40, 70, 73, 78, 86
Frühling 31f.
Fußbad 48, 50, 62f., 94
Fußgymnastik 91
Fußmassage 54, 63, 92
F.X. Passage 35, 44f.
Gastaufenthalt im Kloster 13
Gemüse 24, 48, 50, 58, 71
Genussmittel 34, 38f., 81
Gesprächspartner 31, 67
Gewichtskurve 67
Gicht 21
Glaubersalz 35, 44, 45
Grünkraft (Viriditas) 37
Hepatitis 22
Herbst 32
Hildegard von Bingen 30, 47
Hinduismus 7
Hl. Benedikt 4f., 9ff., 14f. 23, 30, 33, 37, 53, 55, 60, 69, 75, 79ff.
Hl. Augustinus 4, 40, 59, 62, 66
Hungergefühle 11, 63
Infekte, grippale 21
Insulinspiegel 20
Irrigator 45
Jahreszeit 31
Johanniskrautöl 45
Karfreitag 10
Ketonkörpern 27
Festtage, kirchliche 9, 26
Klistierbehälter 45
Kontemplation 37, 76
Koran 7
Körpermassage mit Öl 93
Körperpflege 35
Krebs 22
Krise 60f., 65
Leberwickel 92
Leberzirrhose 22
Lektüre 35, 49, 51, 53, 55, 57, 59f.
Magenverstimmung 21
Magersucht 22
Mahatma Gandhi 7
Maß, rechtes 14f., 29, 46, 75
Medikamente 40, 62
Meditation 49, 51, 53, 55, 57, 59, 64, 71ff., 82, 91

Mittagsmahl 11
Mittagsschlaf 49, 51, 53
Mohammed 7
Molke 45
Mond, abnehmender 32
Moses 8, 20
Müdigkeit 63
Mundgeruch 27, 54, 64
Müsli 42, 73
Niereninsuffizienz 22
Obsttag 40, 42
Osteoporose 20
Pfarrgemeinde 26, 36
Rauchen 22, 24, 39
Reinigungsprozess 20, 30, 69, 75
Reistag 41f., 79
Rheumatische Erkrankungen 21
Rohkosttag 23f., 42, 74
Ruhe 13, 33f., 37, 39, 46f., 49, 51, 53, 55, 57, 59f., 64, 70ff., 76, 78, 80f.
Salat 24, 73
Säureausscheidung 20
Schadstoffe 21, 65, 70, 92
Schlafstörungen 16
Schwächen 61
Schwangerschaft 22
Schweigen 16
Sechs-Tage-Programm 60
Sommer 10, 19, 32
Spaziergang 43, 49, 51, 53, 55, 59, 71ff., 77
Stärken 61
Stille 16, 68
Stimmungsschwankungen 27, 30, 65
Stoffwechselvorgänge 21
Süßigkeiten 24, 70, 73, 81
Tagesablauf 15
Tagesraster 14
Teresa von Ávila 25
Tinnitus 16
Traum 76f.
Trinken 5, 24, 41ff., 50, 54, 62ff., 70ff., 79
Trockenbürstenmassage 92
Tuberkulose 22
Übungen 89ff., 93
Vaseline 45
Wasser 24, 46, 48, 50, 53f., 56, 58, 64, 70ff.
Wassertreten 93
Wüste 8f., 13, 20, 34, 36, 53, 55, 69, 81
Wüstenväter 34, 81
Zisterzienser 23

IMPRESSUM UND BILDNACHWEIS

Impressum

© 2006 by Südwest Verlag, einem Unternehmen der Verlagsgruppe Random House GmbH, 81673 München

Alle Rechte vorbehalten. Vollständige oder auszugsweise Reproduktion, gleich welcher Form (Fotokopie, Mikrofilm, elektronische Datenverarbeitung oder durch andere Verfahren), Vervielfältigung, Weitergabe von Vervielfältigungen nur mit schriftlicher Genehmigung des Verlags.

Redaktion
Dr. Ulrike Kretschmer, München
Projektleitung
Susanne Kirstein
Bildredaktion
Christa Jaeger
Umschlaggestaltung und Konzeption
R.M.E. Eschlbeck/Kreuzer/Botzenhardt
Gesamtproducing, Satz
Andreas Rimmelspacher, Murnau
Reproduktion
Artilitho, Trento
Druck und Bindung
Druckerei A. Plenk, Berchtesgaden
Printed in Germany

ISBN-10: 3-517-06974-4
ISBN-13: 978-3-517-06974-6

Die Autorin

Dr. Petra Altmann ist Publizistin und beschäftigt sich seit vielen Jahren mit den Traditionen und Angeboten von Klöstern. Sie verfügt selbst über langjährige Heilfastenerfahrung und verbringt regelmäßig Fastenwochen in Klöstern.

Danksagung der Autorin

Danken möchte ich Pater Dr. Anselm Grün OSB, Münsterschwarzach, für seinen Beitrag zu diesem Buch sowie dem Internisten und Ernährungsberater Dr. med. Christian K. Volkmer, München, für seine Hinweise. Mein ganz besonderer Dank gilt Pater Aurelian Feser OSB, Prior des Klosters Jakobsberg in Ockenheim, dessen Erfahrungen und Impulse für mich sehr wertvoll waren.

Hinweis

Die Ratschläge in diesem Buch sind von Autorin und Verlag sorgfältig erwogen und geprüft, dennoch kann eine Garantie nicht übernommen werden. Eine Haftung der Autorin bzw. des Verlags und dessen Beauftragten für Personen-, Sach- und Vermögensschäden ist ausgeschlossen.

Bildnachweis

akg-images, Berlin: (Rabatti-Domingie) 6; H. Arndt, Friedberg: 11; CMA/Studio/Schilling & Schmitz, 84; Corbis, Düsseldorf: U1 (William Manning); IFA-Bilderteam, München: (Löhr) 28, (Diaf/SDP), 74, (Stockbyte) 91; jump, Hamburg: (K. Vey) 89; M. Milovanovic, München: 5, 17, 38, 46; Stockfood, München (James Carrier) 87; Südwest-Verlag, München: (I. Hatz) 80, (Ch. Kargl) 68, (U. Kerth) 41, 82, (M. Nagy) 90, 94, (A. Plewinski) 42, (S. Sperl) 26, (K. Vey) 92, 93; S. Widmann, München: 18, 79, U2; Vier-Türme-Verlag, Münsterschwarzach: U1 (Foto von Anselm Grün)